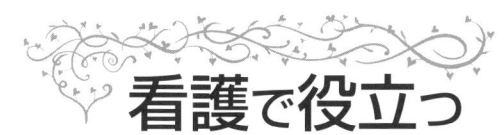

看護で役立つ

診療に伴う技術と解剖生理

石塚睦子　林 省吾　山内麻江　伊藤正裕 著

執筆者一覧

看護技術

石塚睦子
前東京医科大学　看護専門学校　教務主任
「わかりやすい与薬」医学評論社
「わかる介護実技DVD」医学評論社
「ラ・スパ」(2003～2014) 医学評論社
「注射の基本がよくわかる本」照林社
「看護学生クイックノート」照林社

山内麻江
東京医科大学　看護専門学校　専任教員
「よくわかる看護者の倫理綱領」共著

解剖生理

伊藤正裕
東京医科大学　人体構造学分野　主任教授
「トートラ　人体解剖生理学」原書第9版
「トートラ　人体の構造と機能」第4版（原書13版）
「ボディセラピーのためのトートラ　標準解剖生理学」
「ジュンケイラ組織学」以上　丸善出版
「臨床看護用語辞典」医学芸術社

林　省吾
東京医科大学　人体構造学分野　講師
「ボディセラピーのためのトートラ　標準解剖生理学」
丸善出版
「臨床看護用語辞典」医学芸術社
「最新看護学用語事典」医学出版社
「得意になる解剖生理」月刊プチナース 2008・04～06

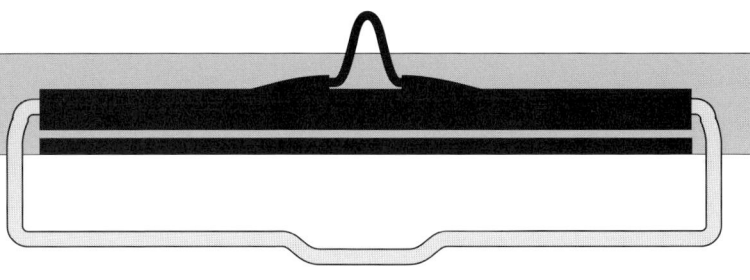

まえがき

　看護学生は1年生の前期から「解剖生理学」と「基礎看護技術」などその後の学習の土台となる知識・技術と態度を学び，それを踏まえて様々な成長発達段階にある対象の看護を3～4年かけ学んでいきます．

　本書は，看護学生の皆さんが看護技術と解剖生理を関連付けて理解できるように，見開き左ページには看護技術，右ページにはそれに関連した解剖生理の解説を配置しました．左ページの「看護技術」部分の執筆は，看護基礎教育を専門とする看護教員が担当し，右ページの「解剖生理」の執筆は，解剖生理学を専門とする医師が担当しました．現代はチーム医療が大切と言われていますが，この本においても，各々の専門家，餅は餅屋の立場から看護教師と医師が協力して看護技術の本を書いたわけです．これまでの看護技術系の本は，看護教師だけで執筆されているものが多かったので，このように医師と看護教師が各立場から協力し合い，各ページを作りあげていったという本は，実は案外珍しいのです．

　また，解剖生理では看護師の行う診療の補助技術が患者さんの人体へどのように作用するか，なぜその方法なのかなど解剖図や簡便な図式などを用いて解説してあります．解剖生理学を専門としている先生ならではの，よりわかりやすい具体的な説明も興味深く読め，理解を促してくれるだろうと思います．

　本編は，看護師が診療現場で行う与薬から，患者さんへの侵襲性が高い静脈注射，穿刺など全7章で構成されています．診療の補助技術のシーンを再現し，撮影した写真も多用してあります．また，臨床の現場において，患者さんとのコミュニケーションはとても大切であり，そこを踏まえた患者さんへの言葉がけを「吹き出しセリフ」で配備しましたので，学生の皆さんは参考にしてほしいと思います．

　この本が，診療の補助技術に関わる皆さんの学内学習や国試，また，臨地で役立てられることを期待しています．

　最後になりましたが，この本の刊行に当たりご尽力いただきました丸善出版(株)の越中矢住子さん，三井正樹さん，山田悠花さん，関係者の皆様に心より御礼申し上げます．

2014年4月吉日
石塚　睦子

目　次

I　与薬
- 与薬ガイダンス……………………………………………………（林　省吾）……2 − 3
  ### i　内用薬……………………………………………………（山内麻江，林　省吾）
  1. 内服薬…………………………………………………………………………4 − 6
  2. 舌下錠…………………………………………………………………………6 − 7
  ### ii　外用薬……………………………………………………（山内麻江，林　省吾）
  1. 坐薬……………………………………………………………………………8 − 11
  2. 塗布・塗擦・貼付……………………………………………………………12 − 13
  3. 点眼薬…………………………………………………………………………14 − 15
  4. 点鼻薬…………………………………………………………………………16 − 17
  ### iii　注射薬……………………………………………………（石塚睦子，林　省吾）
- 注射ガイダンス…………………………………………………（林　省吾）……18 − 19
  1. 皮内注射………………………………………………（石塚睦子，林　省吾）……20 − 25
  2. 皮下注射………………………………………………（石塚睦子，林　省吾）……26 − 31
  3. 筋肉注射………………………………………………（石塚睦子，林　省吾）……32 − 39
- 静脈注射ガイダンス……………………………………………（石塚睦子）……40 − 41
  4. 静脈注射………………………………………………（石塚睦子，林　省吾）……42 − 47
  5. 点滴静脈注射…………………………………………（石塚睦子，林　省吾）……48 − 55
  - 与薬コラム「用法用量と薬の飲み合わせ」………………（林　省吾）……56 − 57

II　栄養……………………………………………………………（山内麻江，林　省吾）
1. 中心静脈栄養法………………………………………………………………58 − 65
2. 経鼻経管栄養チューブの挿入………………………………………………66 − 69
3. 経鼻経管栄養法の実施………………………………………………………70 − 73

III　排泄……………………………………………………………（石塚睦子，林　省吾）
1. 膀胱留置カテーテル…………………………………………………………74 − 83
2. グリセリン浣腸………………………………………………………………84 − 89
3. 高圧浣腸………………………………………………………………………90 − 95

Ⅳ	罨法	………………………………………………………（石塚睦子，林　省吾）

   1.　金属・プラスチック湯たんぽ……………………………………… 96 － 98
   2.　ゴム湯たんぽ ……………………………………………………… 98 － 101
   3.　氷枕 ……………………………………………………………… 102 － 107
   4.　氷嚢 ……………………………………………………………… 108 － 111
   5.　氷頸 ……………………………………………………………… 112 － 115

Ⅴ	吸入・吸引	……………………………………………………（石塚睦子，林　省吾）

  吸入ガイダンス ………………………………………………（石塚睦子）……… 116
     吸入コラム「酸素流量の決め方」……………………………（石塚睦子）……… 117
   1.　酸素吸入 ………………………………………………（林　省吾）……… 118 － 119
   2.　口腔内・鼻腔内の吸引 ………………………………（林　省吾）……… 120 － 123
   3.　超音波ネブライザー（超音波噴霧器）………（石塚睦子，林　省吾）……… 124 － 125
   4.　低圧持続吸引 …………………………………（石塚睦子，林　省吾）……… 126 － 129

Ⅵ	静脈血採血	……………………………………………………（山内麻江，林　省吾）

   1.　静脈血採血 ……………………………………………………… 130 － 139

Ⅶ	穿刺	……………………………………………………………（山内麻江，林　省吾）

   1.　胸腔穿刺 ………………………………………………………… 140 － 141
   2.　腹腔穿刺 ………………………………………………………… 142 － 143
   3.　腰椎穿刺 ………………………………………………………… 144 － 147
   4.　骨髄穿刺 ………………………………………………………… 148 － 151

  索引 …………………………………………………………………… 152 － 155

I 与　薬

与薬ガイダンス

吸収

　一般に薬剤は皮膚または粘膜から吸収されます．皮膚は重層扁平上皮で粘液を分泌していないので，粘膜と比べて薬剤の吸収量が少なく，吸収速度も遅いです．薬剤は静脈注射，筋肉注射，皮下注射，内服薬，外用薬の順に速く血中に入ります．静脈注射では薬剤は他の部位を通過することなく直接血液に入ります．

作用

　薬剤が静脈に入る前に投与した場所で作用することを局所作用，血流に乗って全身に運ばれて作用することを全身作用といいます．胃粘膜保護剤などの例外を除き，通常内服薬や注射薬は全身作用を期待して投与します．

静脈系と初回代謝

　人体の静脈系は，以下の3系統です．
1) 体循環系（大循環系）：全身の体壁系（皮膚・筋肉）および腹部消化管以外の内臓の血液を心臓に送ります．
2) 肺循環系（小循環系）：肺の血液を心臓に送ります．
3) 門脈系：腹部消化管（胃，十二指腸，空腸，回腸，結腸）の血液を肝臓に送ります．

　肺循環で運搬される薬剤には，吸入麻酔薬があります．ニコチンなどタバコの有害物質も，主に肺循環系を介して全身に運ばれます．

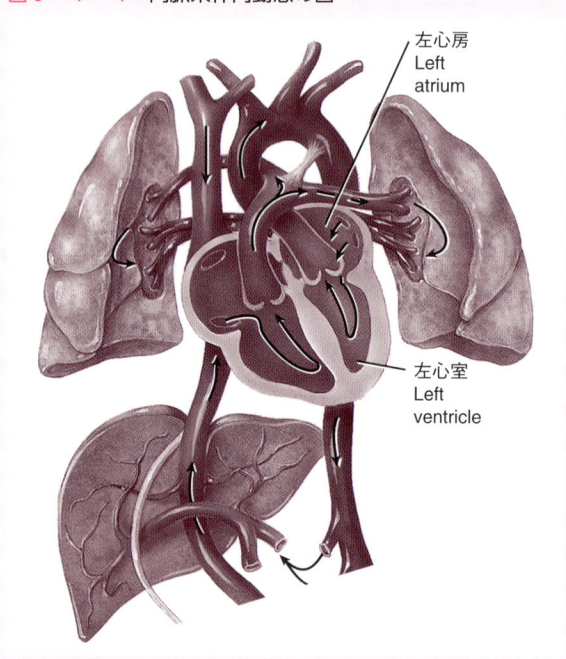

図 I − i − 1　門脈系体内動態の図

左心房 Left atrium
左心室 Left ventricle

【出典】「トートラ人体の構造と機能 第4版」P874 図21.30（b）

通常用いられる薬剤では，内服薬のみが門脈系で運搬され，全身に運ばれる前に肝臓で代謝を受けます．これを初回代謝といい，内服薬の大きな特徴です．

薬物が作用するまでの経路をまとめると下表のようになります．

表 I － i － 1

内用・外用	種類	吸収	作用	静脈系	初回代謝
内用薬	内服薬	粘膜	全身	門脈系	受ける
	舌下錠	粘膜		体循環系	受けない
外用薬	坐薬	粘膜	全身または局所		
	塗布・塗擦・貼付	皮膚	局所または全身		
	点鼻・点眼	粘膜	局所		
	皮下注射	皮下組織	全身	体循環系	受ける
	筋肉注射	筋肉			
	静脈注射	静脈			
	皮内注射	―	―	―	―

薬物の体内動態

一般に体内に**吸収**された薬剤は，静脈系を介して心臓に送られ，動脈系に乗って全身に**分布**します．

薬物の代謝

腎臓や肝臓で**代謝**され，主に尿や胆汁の成分として**排泄**されます[1]．

---

[1] その他の排泄経路として，吸入麻酔薬などでは呼気があります．また，多くの薬剤は唾液，汗，乳汁などからも排泄されます．これらからの排泄はごくわずかですが，授乳中の母親に薬物を用いる際には問題になります．母乳中に移行しやすく授乳中に使用できない薬剤としては，片頭痛治療薬のエルゴタミンや抗不整脈薬のアミオダロンなどがあります．

i 内用薬

内 服 薬

■ 必要物品の準備

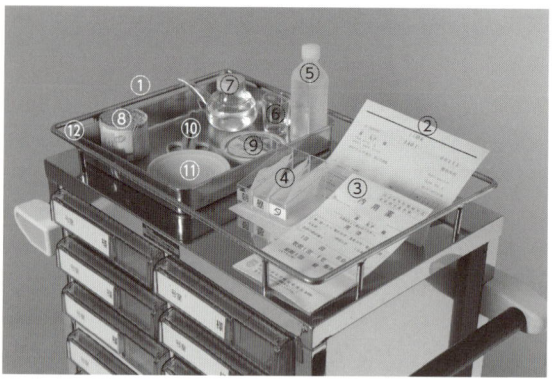

① 与薬車　② 指示書　③ 薬袋　④ 薬剤
⑤ 指示されている水薬　⑥ 薬杯　⑦ 吸い飲み
⑧ 爪楊枝（必要時）　⑨ オブラート（必要時）
⑩ はさみ　⑪ 小皿（必要時）　⑫ バット

処方箋と薬袋とその中の薬剤を照合し確認する．
残薬の量が正確に残っているかも確認する．
患者の状況にあわせ，必要時吸い飲み，オブラートなどを準備する．

■ オブラートの種類と準備

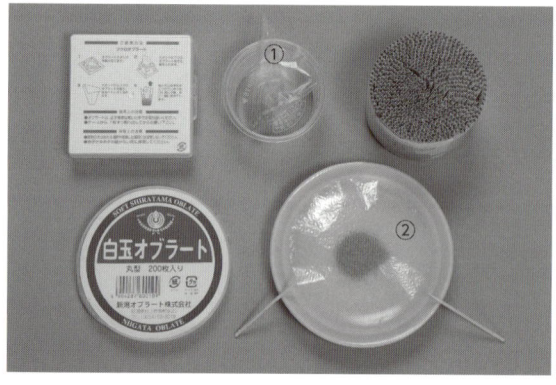

① スタンド型　② 丸型

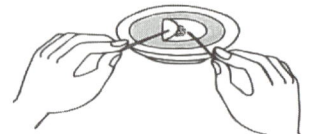

図Ⅰ-i-2
爪楊枝などを用いて散剤を包む

【出典】「わかりやすい与薬」医学評論社 P19

■ 与薬の方法
■ 散剤・錠剤・カプセルの場合

1. 患者確認と目的・方法の説明

お名前をフルネームで言って頂けますか．

こんにちは，○○のために出ているお薬を飲みましょう．

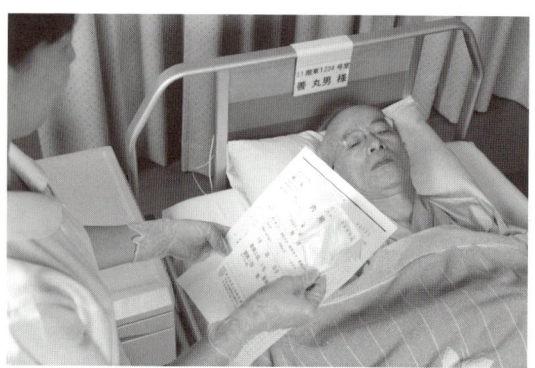

解剖生理の視点

Q・1　内服薬の吸収経路は？

　　口から嚥下された内服薬は，食道を通過後，主に胃で溶解し，小腸で吸収されます．そこで，吸収された薬剤は肝臓に運搬され，初回代謝を受けた後，更に心臓に運ばれ，肺循環を経て大循環に乗って全身に運搬されます．これらの理由から，内服薬は舌下錠や坐薬と比べて，作用が発現するまでに時間がかかります．

Q・2　薬はなぜ水またはぬるま湯で飲むのですか？

　　一般に，内服薬は中性（pH7）の水で飲むことを前提に製造されています．薬を水以外の飲み物で飲んだ場合，その効果に影響が出ることがあります．その例はコラムにまとめました（P56〜57参照）．

Q・3　どれくらいの水で内服させればよいですか？

　　薬を水とともに飲む目的として，口腔内に不快が残らない，嚥下を促し薬剤がスムーズに胃に届くようにする，胃に入った薬剤を溶けやすくする，などが挙げられます．内服させる水が少ないと，薬が咽頭や食道に貼りついて，食道炎や潰瘍を起こしたり，薬剤の吸収が悪くなるなどの影響が出ることがあります．

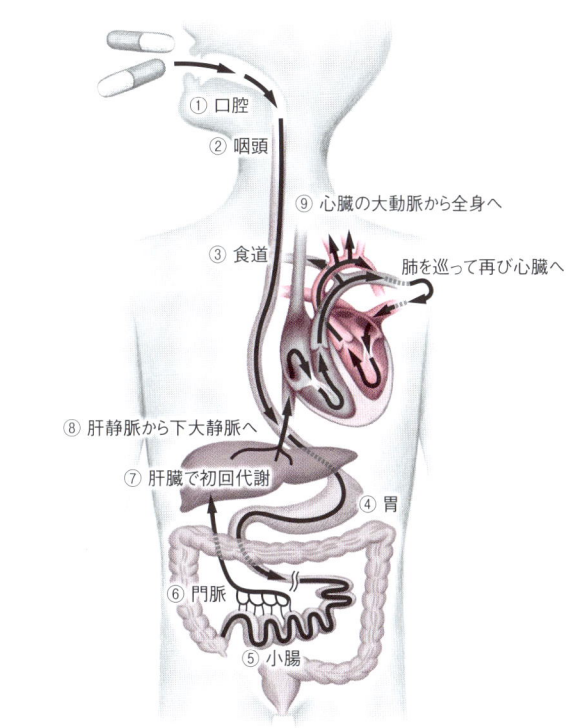

図Ⅰ-ⅰ-3　内服薬の吸収経路

① 口腔
② 咽頭
③ 食道
④ 胃
⑤ 小腸
⑥ 門脈
⑦ 肝臓で初回代謝
⑧ 肝静脈から下大静脈へ
⑨ 心臓の大動脈から全身へ
肺を巡って再び心臓へ

※ 大動脈から全身を循環して目的とする部位で薬効発揮した後は肝臓で代謝され，胆汁内に入り，便から排泄，または腎臓から排泄される．

2. 誤飲を予防する体位にして，薬剤を口に入れる

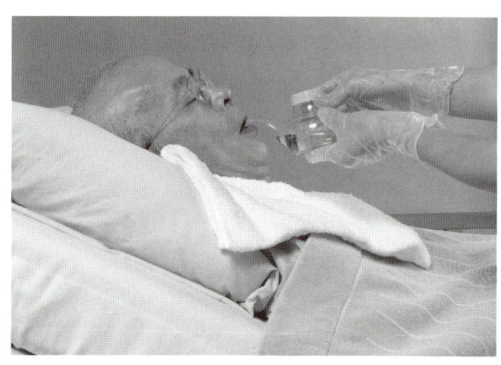

少し水を飲んで口を湿らせてから薬を飲みましょう．

十分な量の水で飲みましょう．

お薬は口の中に残っていないですか？

薬剤・水分を飲みやすくし誤嚥を予防するために，可能ならば患者の上半身を起こす．無理ならば患者の顔を横に向ける．
錠剤やカプセルが複数ある場合，1度にたくさん口に入れてしまうと，誤嚥やのどに詰まらせることがあるので気をつける．

3. 内服の確認，後片づけ

タオルや寝衣，体位を整え，物品を片付ける．
処方箋控えに署名し，必要な記録を行う．

舌下錠（ニトログリセリン製剤）

■ 必要物品の準備
■ 与薬の方法

① 患者確認と目的・方法の説明．
② アルミ包装より1錠取り出す．
③ 口腔内が乾いていると溶けにくいので，乾いている場合は舌下前に口腔を水で湿らす．
④ 患者にとっての安楽な体位とし，飲み込まないように伝えて，舌の下に置いて溶かす．立ったまま服用せず，横になるか座って使用する．
⑤ そばにいて患者の不安の軽減に努める．また，血圧低下などのバイタルサインの変化なども観察する．

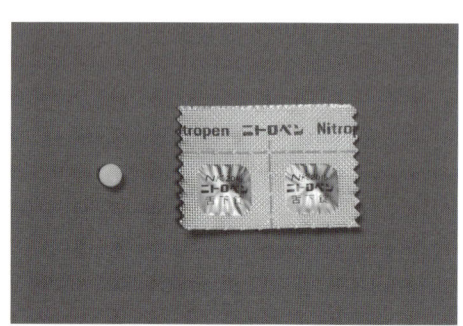

携帯にも便利なように1錠ずつ包装されている．室温で保管し，使用期限を守る．

参考文献：山口瑞穂子 監修，「看護技術講義・演習ノート 下巻」P129~132，医学芸術社，2011．

Q・4　剤形によって吸収が異なる薬剤にはどのようなものがありますか？

　錠剤のコーティングやカプセル剤のカプセルには，味を調整する機能と，吸収の仕方を調整する機能があります（P56 - 57 与薬コラム参照）．通常の内服が困難な患者さんに対して，錠剤をつぶしたりカプセルを空けることがありますが，注意が必要です．

　例えば，薬の成分が胃酸で分解されやすい場合や，胃を強く刺激するような薬剤では，胃酸で溶けず小腸の消化液で分解されるようなコーティングをした錠剤やカプセル剤を用います．これを腸溶剤といいます．胃潰瘍・十二指腸潰瘍治療薬のオメプラゾールは酸性で分解されやすいため腸溶錠となっています．そのため，砕いて服用させると胃の中で成分が溶け出し，分解されてしまい，十分な治療効果が得られません．また，わざと分解されにくいコーティングやカプセルを用いることで，1回の服用で作用が長時間持続するようにした薬剤もあり，これを徐放剤といいます．作用時間が長いだけでなく，薬物濃度を一定に保ちやすく副作用をより少なくできることも，徐放剤のメリットです．

Q・5　舌下錠と内服薬の違いは？

　内服薬が小腸まで届いてから吸収されていたのに対し，舌下錠は口腔粘膜から直接吸収されます．このため，舌下錠は肝臓で初回代謝を受けずに，直接全身に届きます[1]．これらのために作用の発現が速く[2]，また強力です．舌下錠は，内服薬よりもむしろ坐薬に近い特徴を持っています．

Q・6　ニトログリセリンを横になるか座って使用する根拠は？

　ニトログリセリンは直接血管平滑筋に作用し，低用量では静脈の，高用量では静脈及び動脈の拡張作用を示します．これによって心臓の冠状動脈を拡張して，心臓への血液供給を増やすと共に，全身の血管を拡張させることで，心臓への負荷を減らします．全身の血管が拡張すると血圧は低下するので，立ったまま服用すると起立性低血圧を起こしやすくなります．

Q・7　舌下後，効果の無いときは？

　5分ほどたっても効果が現れない時は，さらに1錠舌下します．さらに5分たっても効果が現れない時は，もう1錠舌下します．1回に3錠まで使用しても効果がなく，発作が20分以上持続する場合には，速やかに医師の指示を受けましょう．

---

[1] ニトログリセリンでは特に重要な特徴です．ニトログリセリンは肝臓で分解されるので，内服では有効に作用しません．
[2] ニトログリセリンでは，4分で最高血中濃度に達します．

ii 外用薬

外用薬は主に局所作用を期待して用います．ただし，坐薬は全身作用を目的に投与されることも多く，塗布・塗擦・貼付も全身作用を目的に投与されることもあります．

坐　　　薬

■ 必要物品の準備

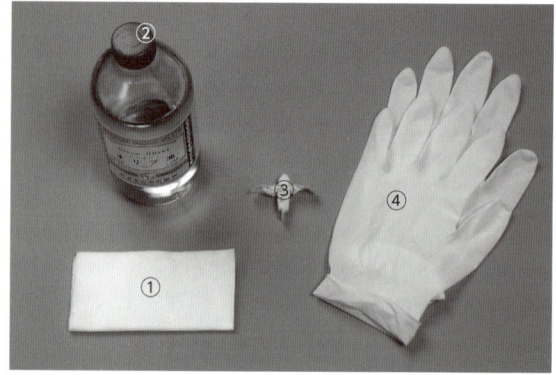

① ガーゼまたはティッシュペーパー
② 潤滑油（オリーブ油など）
③ 包装から出した坐薬　　④ 手袋

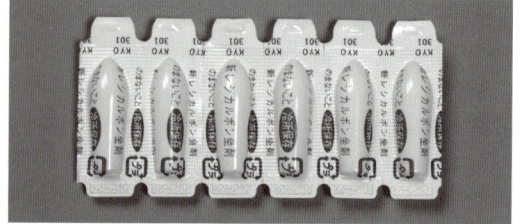

坐薬は体温程度で溶けるため，保存場所は冷所とする．

■ 与薬方法

1. 患者確認と目的・方法の説明

○○のためにお薬をお尻から入れます．お手洗いは大丈夫ですか？

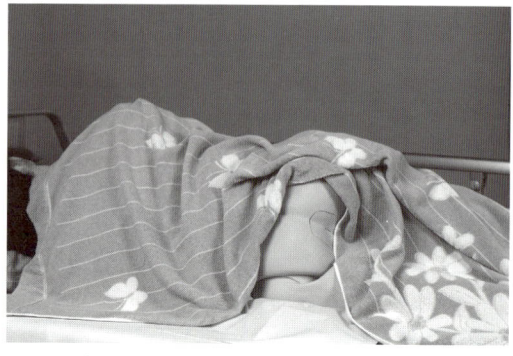

膝を曲げて安定させ，殿部を突き出す姿勢をとってもらう．
便意や肛門辺りの疾患の既往がないかを確認する．

2. 坐薬の挿入

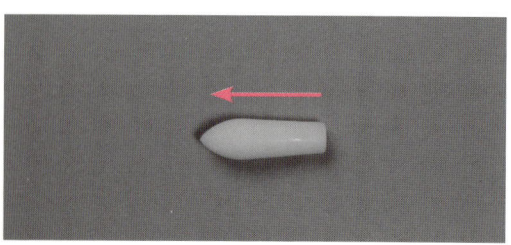

坐薬は←の方向から入れる．

解剖生理の視点

Q・1　坐薬の体の中での吸収経路は？

　肛門から挿入された坐薬は，下部直腸[1]の粘膜から吸収されます．吸収された薬剤は静脈内の血液に乗って運搬されますが，ここで内服薬との決定的な違いが生じます．小腸で吸収された内服薬が肝臓に運ばれて初回代謝を受けるのに対し，坐薬は下大静脈を経て直接心臓に運ばれ，肺循環を経て大循環に乗って全身に運搬されます．これらの点で，坐薬は薬剤としては，内服薬よりもむしろ舌下錠に近い特徴を持っていると言えます．

図Ⅰ－ⅱ－1　坐薬の吸収経路

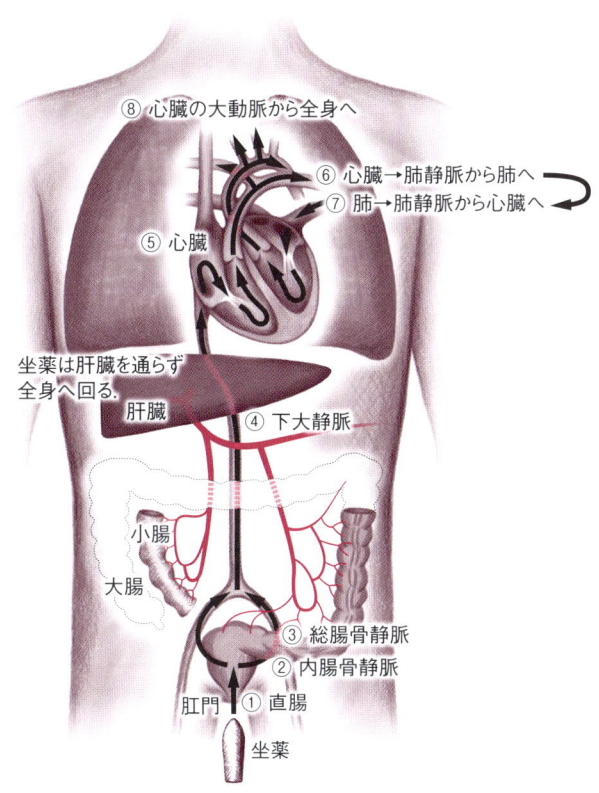

※　大動脈から全身を循環して目的とする部位で薬効発揮した後は肝臓で代謝され，胆汁内に入り，便から排泄，または腎臓から排泄される．

---

[1] 腹腔内の大腸を結腸と呼び，骨盤内の大腸を直腸と呼びます．更に直腸は門脈系（上直腸静脈），下大静脈系（中・下直腸静脈）のどちらが分布するかで，大きく上部と下部に分けられます．

> お薬を入れますので，お腹に力が入らないように口で呼吸をして楽にしていてください．

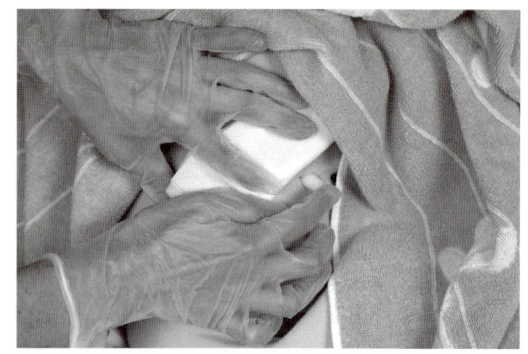

坐薬はティッシュペーパーまたはガーゼにのせ，潤滑油（オリーブ油など）をつけて挿入する．

3. 坐薬が見えなくなるまで挿入

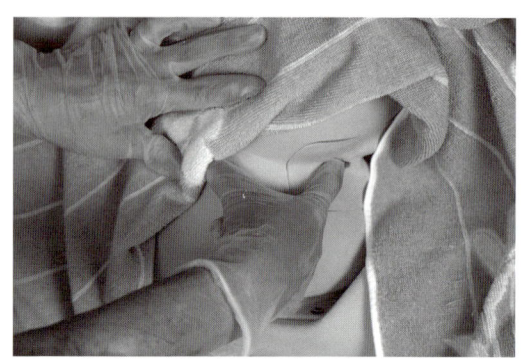

肛門から3〜4cm挿入する．

4. しばらく肛門を押さえる

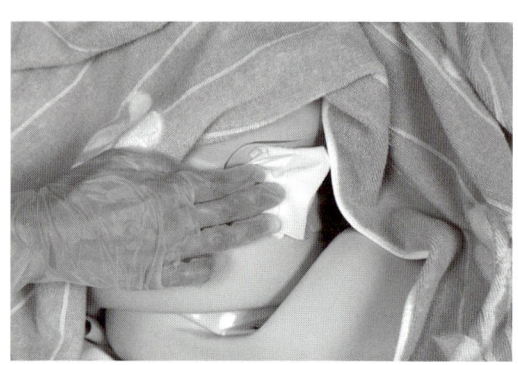

ティッシュペーパーで押さえる．

5. 後片づけ，観察

体位をもとに戻し，下着，寝衣を整える．
適宜薬効を確認する．

Q・2 坐薬に多い形は人の体と関係がありますか？

挿入した時に自然に直腸内に入り，再排出しにくい型として，挿入しやすいように先細りした魚雷型が一般に多く利用されています．この型は肛門内に入ると最大径の部分が内肛門括約筋の収縮により排出されないようになっています．坐薬は大きすぎても小さすぎても挿入しにくく，乳幼児の場合は1mL，学童の場合は1.5mL，大人で1.5～3mLが適当な容量とされています．

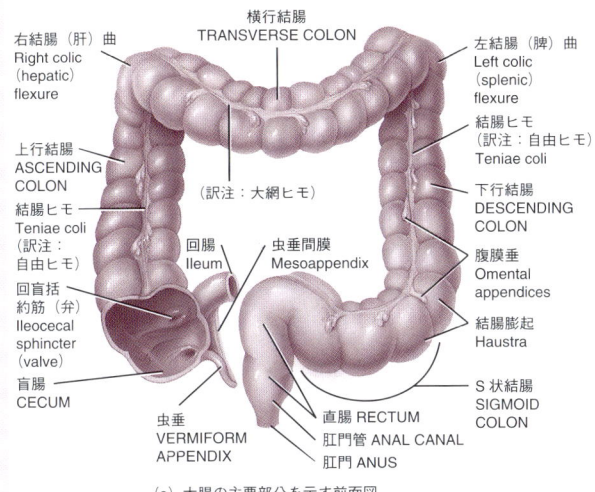

図Ⅰ-ⅱ-2
(a) 大腸の主要部分を示す前面図

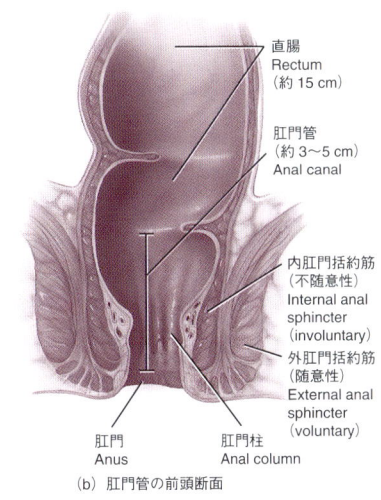

図Ⅰ-ⅱ-3
(b) 肛門管の前頭断面

【出典】「トートラ人体の構造と機能 第4版」P1021 図24.23 (a)(b)

気をつけよう　坐薬について

※排便促進の坐薬は，早ければ30分くらいで効果が現れます．反応便，残便感の有無などについて把握しましょう．

※解熱剤の場合は，体温の変化や自覚症状などを確認しましょう．

※高齢者などでは，まれに坐薬挿入後血圧低下などのショック症状が起こるので注意しましょう．

塗布・塗擦・貼付

■ 必要物品の準備

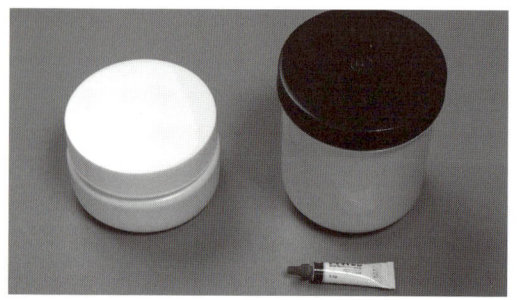

軟膏

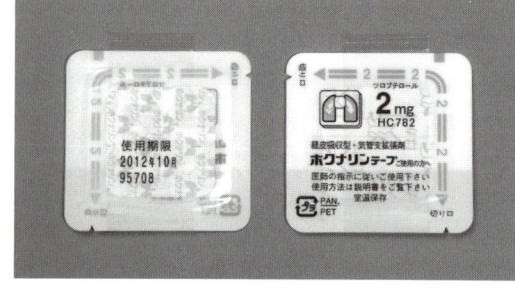

貼り薬

■ 与薬方法

■ 軟膏の塗布・塗擦の場合

① 指示された患者，薬剤の確認．
② 塗布する部位を清潔にする．
　・油脂性軟膏が塗布してある場合：オリーブ油を浸した綿（またはガーゼ）で拭く．
　・水溶性軟膏，親水性軟膏を塗布してある場合：微温湯に浸したガーゼで拭く．
③ 皮膚を観察し患部の程度や変化を確認．
④ 軟膏を指示された部位に指の腹で塗擦 (a)，または，ガーゼやリント布に付けて塗布 (b)．

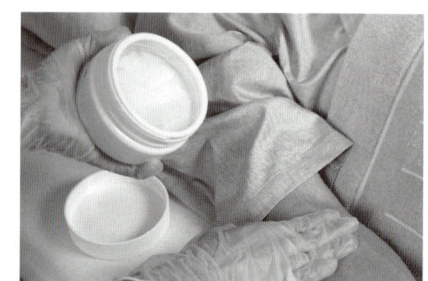

(a)

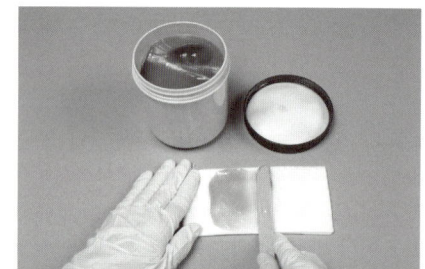

(b)

■ 貼付剤の場合

① 指示された患者，薬剤の確認．
② 古い貼付剤をはがし，その部位と周辺を清拭し，乾燥させる．
③ 貼付剤を貼る．

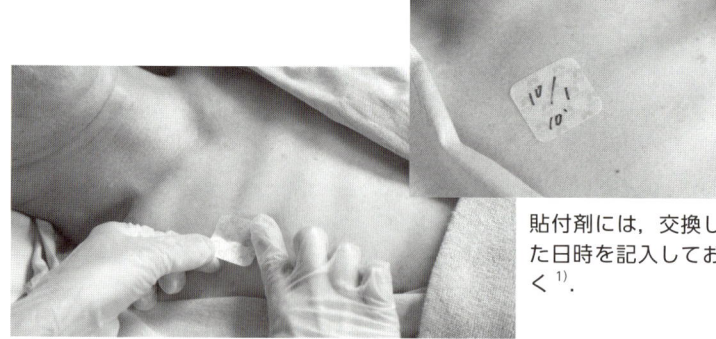

皮膚にしっかりと密着させる．
前回の貼付部位とは違う部位に貼る．

貼付剤には，交換した日時を記入しておく[1]．

---

[1] 貼付剤の薬剤の中には油性ペンと化学反応を起こすものもありますので注意が必要です．

解剖生理の視点

Q・1　塗布・塗擦・貼付の薬の吸収経路は？

　皮膚は本来体外からの異物の侵入を防いだり，体液の蒸発や漏出を防ぐこと（バリア機能）が役割の一つです．このため吸収効率は基本的に他の投与法と比べてよくありません．このため，塗布・塗擦・貼付は，皮膚自体に作用させる場合のほか，薬剤を少量ずつ長時間持続的に作用させたい場合に選択されます．

　薬剤が経皮吸収される経路には，毛孔や汗孔を経由する「経付属器官経路」と角質層を経由する「経表皮経路」の2つがありますが，経付属器官経路からの吸収ではバリア機能を有する角質層を介さずに直接真皮に移行できるため，経表皮経路と比較して一般的に薬剤の特性による制限を受けにくいとされています．しかしながら，毛孔や汗孔の面積は角質層の面積と比較して極めて小さいため，薬剤の経皮吸収には主に経表皮経路が寄与していると考えられています．角質層は脂溶性が高いので[1]，一般的に水溶性薬物よりも脂溶性薬物の方が経皮吸収されやすくなります．

図Ⅰ-ⅱ-4　表皮の吸収経路

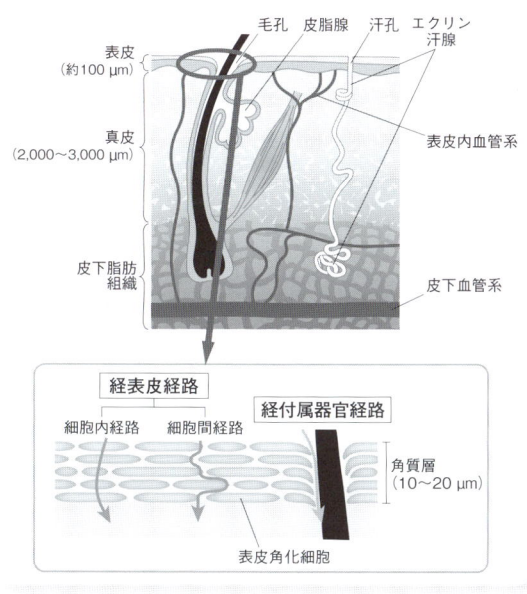

【出典】「経表皮経路と経付属器官経路」東京逓信病院薬剤部副薬剤部長大谷道輝 監修
「ぬり薬の蘊蓄（うんちく）Vol.2」マルホ株式会社発行

---

[1] 角質は角化した表皮の細胞の集まりでした．細胞膜は脂質二重膜であり，角化した細胞は細胞内の水分が失われていますから，表皮は主に脂質でできていると考えられますね．

点眼薬

■ 必要物品の準備

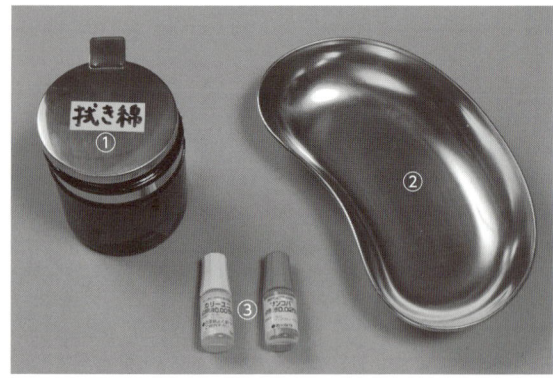

① 拭き綿　　② 膿盆　　③点眼薬

■ 与薬方法

■ 点眼液の場合

1. 指示された患者，薬剤の確認

    患者に眼脂（めやに）がついている場合は，拭き綿で拭きとる．

2. 滴　下

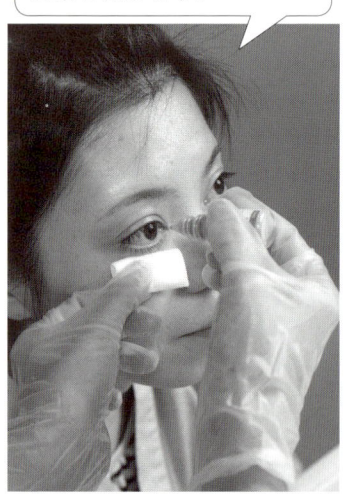

少し上を向いてください．
目薬を差します．

利き手とは反対の手の指で，眼瞼を開き，下眼瞼結膜の中央に1滴点眼薬を滴下．点眼薬の容器の先端は，看護師の手，患者の睫毛・眼瞼結膜などに触れないように注意する．

3. 軽く圧迫

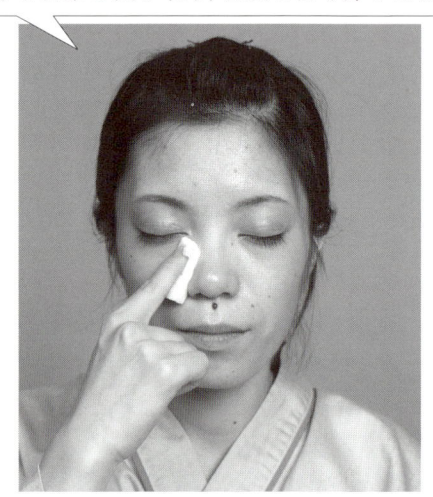

そっと目を閉じてください．
余分な目薬を拭き取り，目頭を軽く押さえます．

拭き綿を内眼角に当てて軽く圧迫し，鼻涙管へ流出するのを防ぐ．

解剖生理の視点

Q・1　点眼薬の体の吸収経路は？

　　点眼薬は，まず眼球結膜と眼瞼結膜の間の空間[1]に入り，さらに主に角膜を通して前眼房，虹彩，毛様体，水晶体などに吸収されます．吸収されなかった点眼薬は，涙液とともに，涙小管，涙囊，鼻涙管を通して，鼻腔に流れます．

図Ⅰ-ⅱ-5　眼球の構造

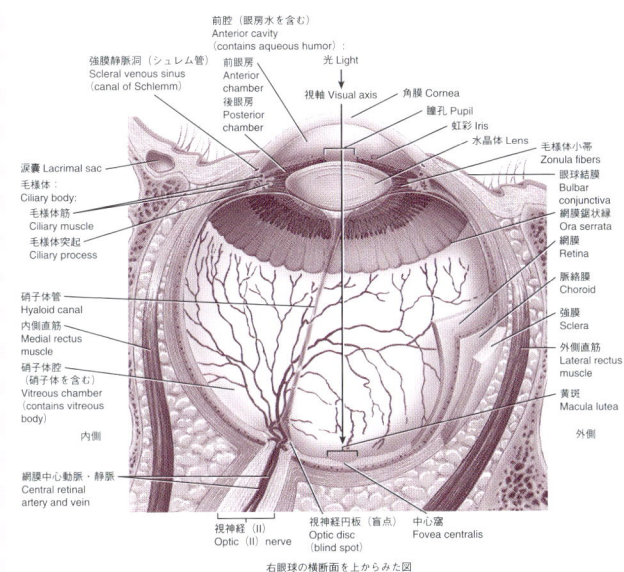

【出典】「トートラ人体の構造と機能 第4版」P651 図17.7

図Ⅰ-ⅱ-6　涙器の前面図

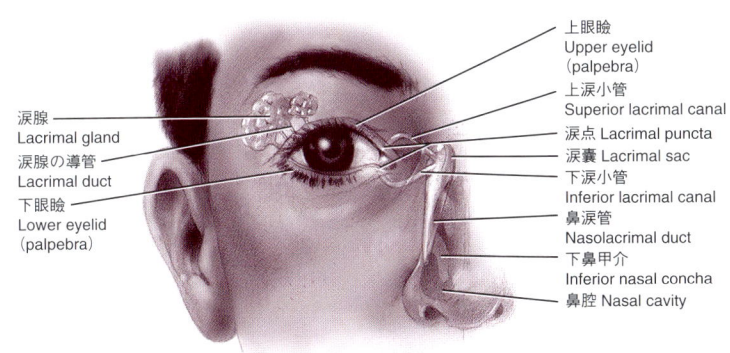

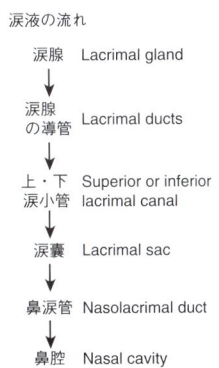

【出典】「ボディーセラピーのためのトートラ標準解剖生理学」2011, P508 図19.5（b）

---

[1] 眼科ではこれを結膜囊と呼んでいます．

点眼薬　15

点鼻薬

■ 必要物品の準備

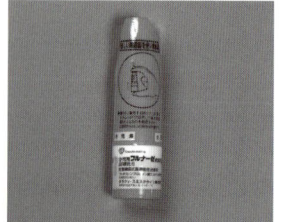

点鼻薬（噴霧式）

※他にティッシュペーパーなどが必要です．

■ 与薬方法

■ 噴霧式の場合（患者自身が行う）

1. 予備噴霧

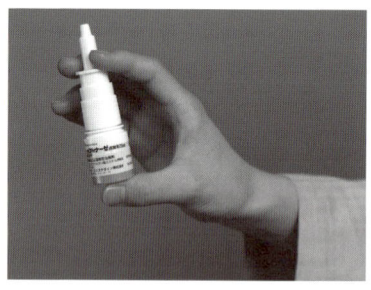

開封後はじめて使う場合は，薬液が霧状に出ることを確認する．

2. 薬液の噴霧

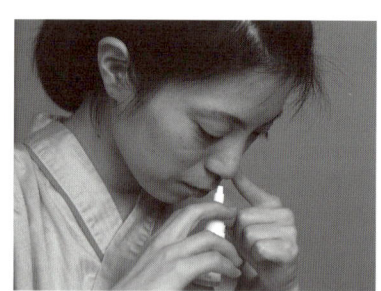

ややうつむき加減になり，片方の鼻腔を指で押さえて，もう片方の鼻の穴に容器の先を立てて入れ，噴霧する．もう一方も同様に行う．

3. 薬液の浸透

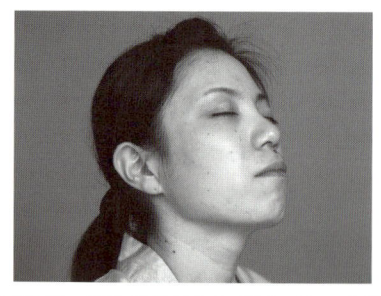

薬液の噴霧後，頭を後ろにかたむけ，ゆっくり鼻から息を吸い込む．

4. 後片づけ

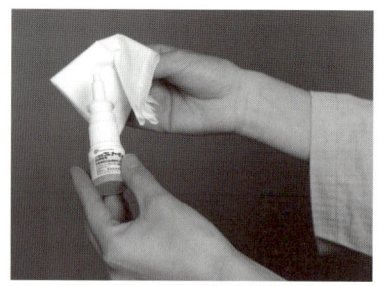

容器の先端をティッシュペーパーで拭きとりキャップをする．

参考文献：1) 石塚睦子，黒坂知子，「わかりやすい与薬 第5版」P32～51，医学評論社，2010．
2) 山口瑞穂子 監修，「看護技術講義・演習ノート 下巻」P139～141，医学芸術社，2011．
3) 藤崎 郁，任 和子 編，「系統看護学講座 専門分野Ⅰ 基礎看護技術Ⅱ」P267～273，医学書院，2011．
4) http://glaxosmithkline.co.jp/healthcare/medicine/flunase/flunase.pdf#search='点鼻方法'．

解剖生理の視点

Q・1　点鼻薬の吸収はどこからでしょう？

点鼻薬は鼻腔の粘膜から吸収されます．鼻粘膜は静脈叢が発達している粘膜なので，比較的吸収の効率が高いです．このため，直接鼻粘膜への作用を期待して投与されるとともに，全身への作用を期待して投与されることもあります．全身的な効果を狙う場合は，鼻粘膜の下に発達している血管を経て，肝臓の初回通過代謝を回避して直接心臓へ薬剤が運ばれるので，迅速に薬剤の効果を発揮することができます．例として，アレルギー性鼻炎の他，喘息にも用いられている副腎皮質ステロイド薬であるフルチカゾンなどがあります．

図Ⅰ-ⅱ-7　鼻腔内の構造

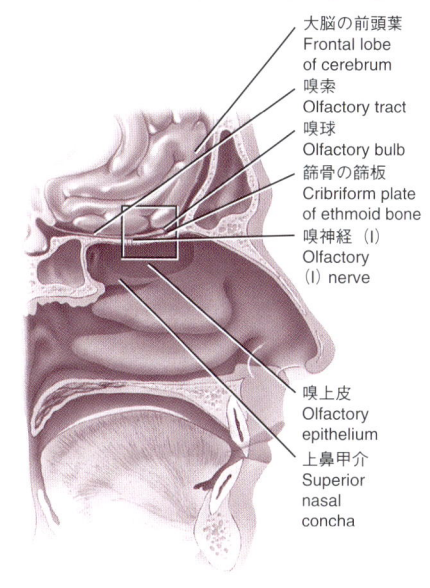

(a) 矢状面

【出典】「トートラ人体の構造と機能 第4版」P642 図17.1 (a)

点鼻薬コラム

鼻腔と副鼻腔の働きは？

鼻粘膜には，細く短い線毛がたくさん生えています．また，鼻粘膜の中には，鼻腺が存在し微量の粘液が常に分泌されています．

空気中の小さな塵埃，微生物は粘液に付着し，線毛の運動によって鼻腔やその奥へ運ばれます．頬の裏側の上顎洞，目と目の間には篩骨洞，額の裏の前頭洞，奥の蝶形骨洞の4つの洞からなる副鼻腔の内壁は，鼻粘膜と同じ粘膜でおおわれています．副鼻腔の粘膜にも線毛が生えていて，副鼻腔に入った塵埃，微生物などはフィルターの役割を果たす粘液層と線毛にとらえられます．鼻腔，副鼻腔の中の空気は，循環している血液によって温められ，鼻粘膜の粘液で加湿されて，できるだけきれいな空気となって咽頭から肺に送られています．そして，汚いものは痰として喀出されたり，胃に入ったりするのです．増減 6.25

ⅲ　注射薬

注射ガイダンス

注射の分類　注射針をどこに刺入するかで分類します．
　皮内注射：真皮の間 [1]
　皮下注射：皮下組織
　筋肉注射：筋肉組織
　静脈注射：皮下組織の皮静脈 [2]
　動脈注射：動脈（医師が実施）

皮膚の構造

皮膚は，表皮，真皮，皮下組織の3層からなります．　図Ⅰ-ⅲ-1

表皮　ケラチンを産生する角化細胞の集まり [3] で，3層で最も硬い．血管や神経はない [4]．

真皮　表皮の線維が主にケラチンなのに対し，主にコラーゲン（膠原線維）やエラスチン（弾性線維）からなる [5]．また，汗腺や毛包，血管や神経が分布する [6]．

皮下組織　主に脂肪組織 [7] からなる．柔らかく可動性の高い [8] 組織．皮静脈や皮神経が走行する部位でもある．

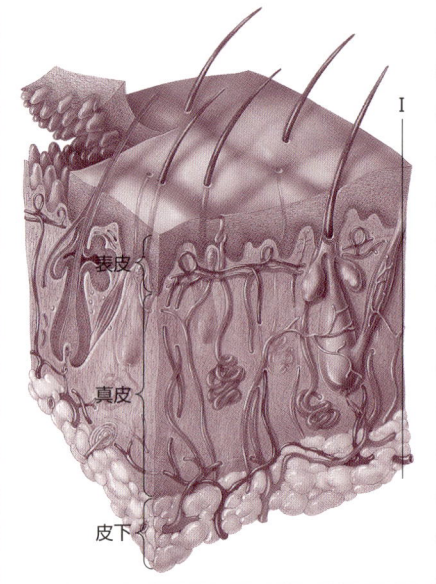

【出典】「トートラ人体の構造と機能 第4版」P154 図5.1

---

[1] 「表皮と真皮の間」と説明されることが多いのですが，表皮は非常に薄いです．
[2] 注射針を留置して静脈注射を持続するのが点滴静脈注射です．点滴静注とも言います．
[3] 表面の角質層では角化細胞は死んでしまい，残ったケラチンの集まりになっています．これが剥がれ落ちたものが垢です．
[4] もしあったら，体を洗う度に血や痛みが出てしまいますね．後述のように「痛いのは真皮」です．
[5] 表皮が皮膚の硬さを作るのに対し，真皮は皮膚のキメ（シワ）や弾力を作ります．
[6] だから垢すりは痛くなく，毛抜きは痛いのですね．これらの特徴は表皮が死に向かう組織なのに対し，真皮は生き続ける組織だということを意味しています．
[7] いわゆる皮下脂肪です．
[8] 「まさぐれるのは皮下」と覚えましょう．皮膚を動かしたりつまんだりできるのも，皮下組織のこの特徴によります．

注　射

針の種類

太さ（径）　G（ゲージ）で表します．G が小さいほど太くなります．通常用いられる注射針はおおよそ 18 ～ 27G 程度です．

刃面角度　主に RB と SB の 2 種類が用いられます[9]．RB は鋭く（約 12 度）刃面が長いのに対し，SB は鈍く（約 18 度）刃面が短いです．

図 I －ⅲ－ 2

RB（regular bevel）　12度

SB（short bevel）　18度

【出典】「わかりやすい与薬」医学評論社 P69

注射薬の体内動態

注射薬の体内動態は図の通りです．皮内注射を除くいずれの注射法でも，薬液は直接静脈に入り，全身に循環した後で肝臓や腎臓で代謝を受けます．このことから，内服薬と注射薬を比較すると，

1) 注射薬は内服薬に比べて吸収・分布が早く，
2) 内服薬が肝臓で代謝されてから全身循環に乗るのに対し，注射薬は代謝を受ける前に全身に届くことが理解できます（P2 ～ 5 参照）．

図 I －ⅲ－ 3　注射薬の吸収経路

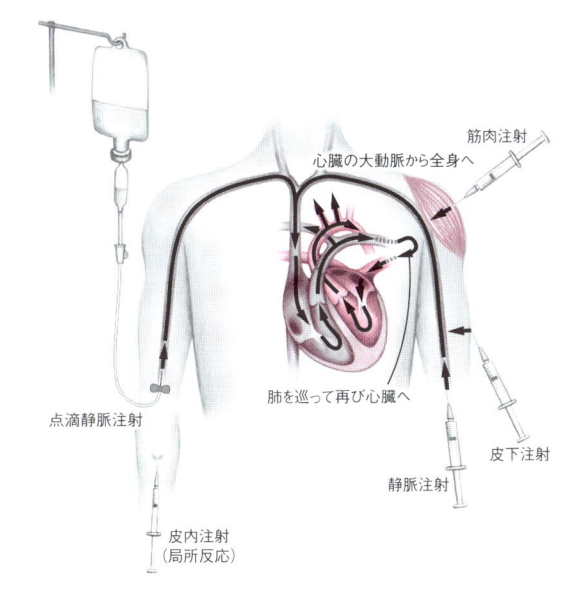

※ 大動脈から全身を循環して目的とする部位で薬効発揮した後は肝臓で代謝され，胆汁内に入り，便から排泄，または腎臓から排泄される．

---

[9] RB は regular bevel，SB は short bevel の略です．

皮内注射 －精製ツベルクリン反応の場合－

■ 必要物品と薬液の準備

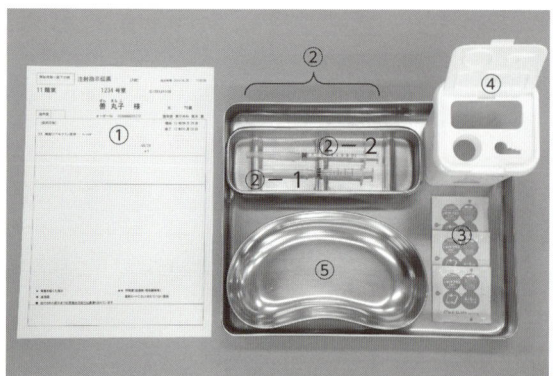

① 指示伝票
② 注射器と注射針
　②－1　溶解用 23～25G 注射針　2 mL 注射器
　②－2　患者注射用 26 か 27G 注射針　1 mL 注射器
③ アルコール綿　　④ 針捨容器　　⑤ 膿盆

※注射針の刃面角度は，SB（short bevel　18 度）
※針基の色は，26G がブラウンで 27G はグレー

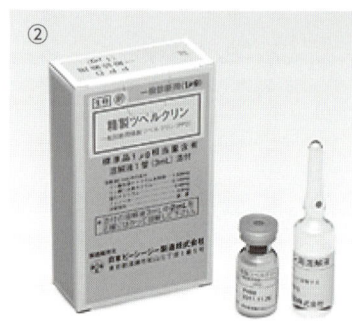

精製ツベルクリンテスト薬（乾燥製剤）1 バイアルと
溶解液（生理食塩水）1 アンプル

画像提供：日本ビーシージー製薬(株)

■ 指示の確認と薬液の準備

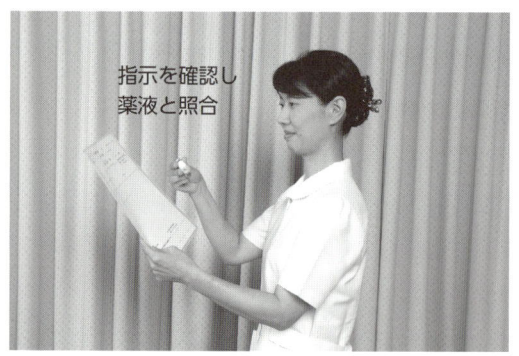

指示を確認し薬液と照合

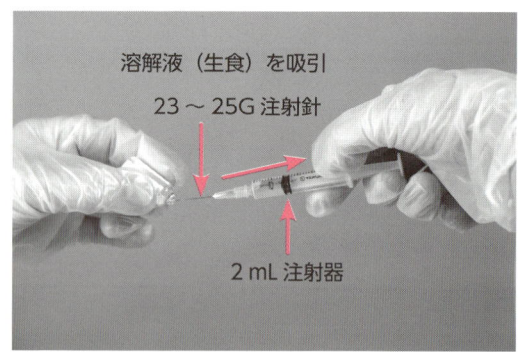

溶解液（生食）を吸引
23～25G 注射針
2 mL 注射器

解剖生理の視点

Q・1　精製ツベルクリンテストでわかることは何ですか？

　　皮内に結核菌の持つタンパク質を注入し，免疫反応（Ⅳ型アレルギー）が起きるかを調べます．それで結核菌に感染したことがあるかが分かります．「分かるのは感染したことがあるか（既往）であって，今感染しているか（現症）ではないことに注意してください」（P25 参照）．

Q・2　皮内注射の時，刃面角度が SB の細い針を使うのは？

　　皮膚は表面から表皮，真皮，皮下組織の 3 層からなり，表皮と真皮の間に薬液を注射することを皮内注射といいます．※真皮でないことに注意してください！

　　表皮，皮下組織は比較的硬い組織ですが，真皮は柔らかい組織です．刃面の角度が SB の細い針（26〜27G）を用いると，注射針は表皮を通過しにくくなりますが，その分通過した時の感触の違いが分かりやすくなりますし，真皮にも進みにくくなり，正確に微量の薬液を注入できます．

図Ⅰ−ⅲ−4

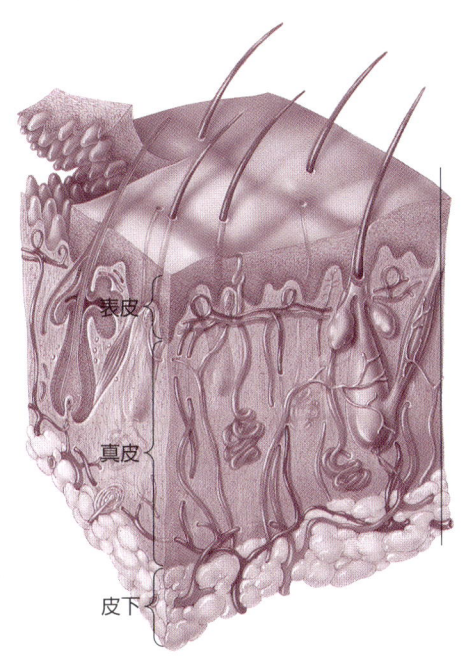

【出典】「トートラ人体の構造と機能 第 4 版」P154 図 5.1

図Ⅰ−ⅲ−5

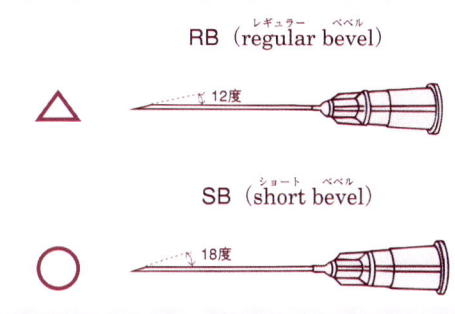

【出典】「わかりやすい与薬」医学評論社 P69

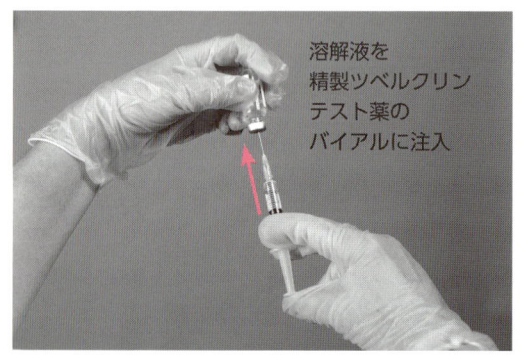
溶解液を精製ツベルクリンテスト薬のバイアルに注入

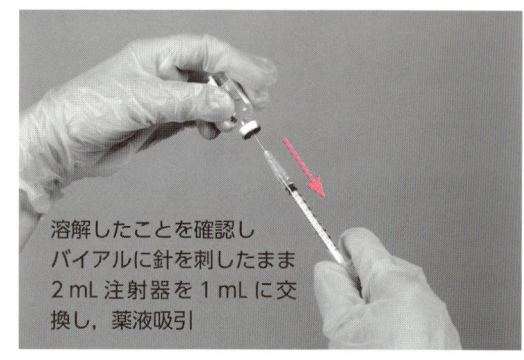
溶解したことを確認しバイアルに針を刺したまま2 mL注射器を1 mLに交換し，薬液吸引

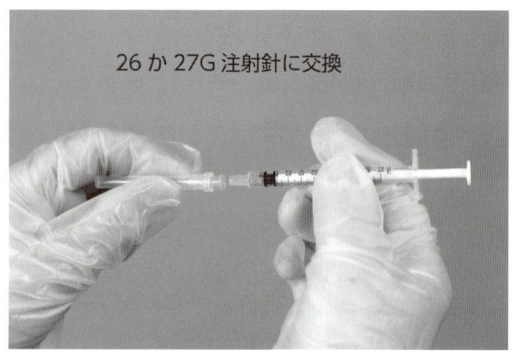
26か27G注射針に交換

■ 皮内注射の方法

1. 患者確認と目的・方法の説明

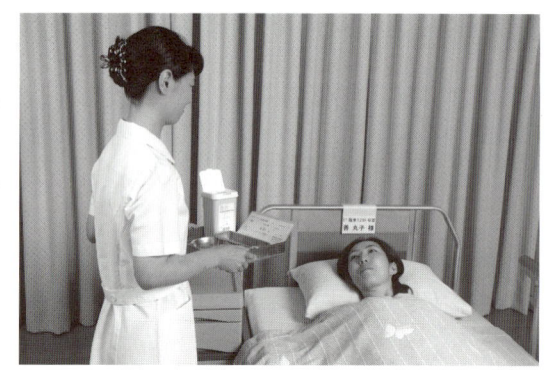

お名前を言ってくださいますか？

○という薬を○を判定するために○mL注射します．

2. 注射部位の消毒

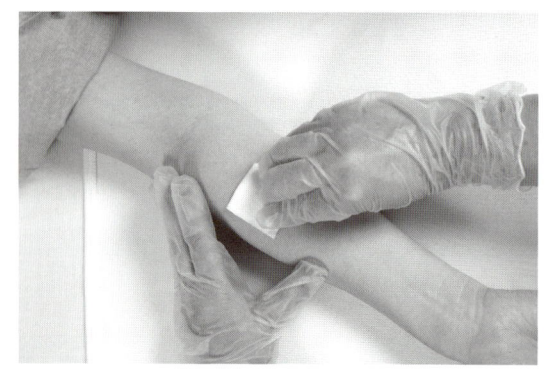

消毒します．少し冷たいですよ．

Q・3　皮内注射の部位に選択すると良い部位は？

皮内注射に理想的な部位の条件として，
1）　発毛が少ない
2）　真皮内を走行する血管や神経が少ない
3）　皮下組織が厚い
4）　皮膚より下に重要な構造物が少ない

ことが挙げられます．

よく選ばれるのは前腕屈側で，他に右の図のような場所が主に選ばれます．

図Ⅰ-ⅲ-6

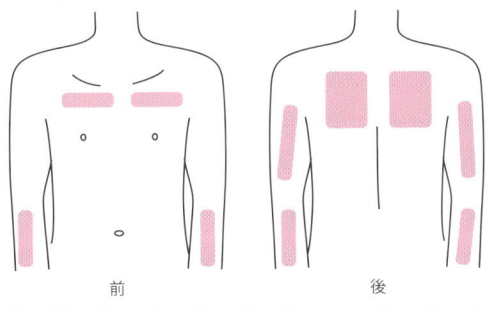

図Ⅰ-ⅲ-7

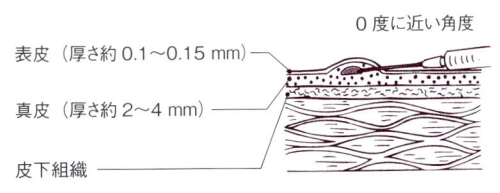

【出典】「わかりやすい与薬」医学評論社 P128

Q・4　皮内注射時に針を刺す角度と刺入部位は？

皮膚とできるだけ平行にして，皮膚をすくうように刺入するようにします．このため，刃面は上向きにします．真皮は表皮と比べて柔らかいので，上向きにすることで注射針は硬い表皮に沿うように進みます．

Q・5　注入する薬液の吸収経路について教えて下さい．

表皮には血管やリンパ管がありませんから，薬液はいったん真皮に拡散した後に，真皮の細胞外液（組織液）の一部として毛細血管・毛細リンパ管から吸収されます．当然，皮下注射よりも吸収は遅くなりますが，これは皮内注射のデメリットではありません．ツベルクリン反応（ツ反）はⅣ型アレルギー反応（遅延型）なので，結果が出るのに2日（48時間）かかります．それまでに薬液が吸収されてしまっては，結果を判定することができません．皮内注射は吸収されては困る薬液を注射するために選択される注射法なのです．

Q・6　皮内注射ではマッサージをしないのはなぜでしょう？

一般に，マッサージは薬液を広げ，薬剤が毛細血管や毛細リンパ管から吸収されやすくすることを目的に行われますが，皮内注射は吸収されては困る薬液を注射する方法です．マッサージで薬液を真皮内に不必要に広げてしまうと，皮内注射の目的が果たされなくなります．

3. 注射針の刺入

針を刺します．

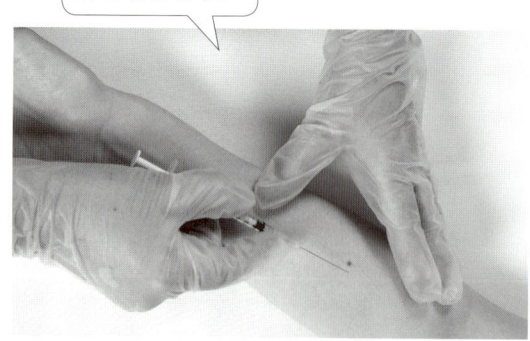

4. 薬液の注入

液を注入します．

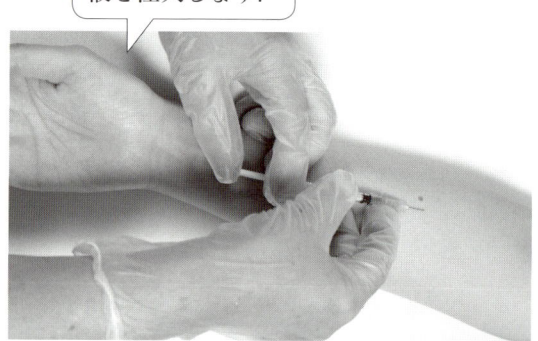

5. 抜針

御気分は変わりないですか？

針を抜きます．
数分，軽く押さえて，
マッサージはしないでください．
48時間後に注射したところを
医師と確認します．

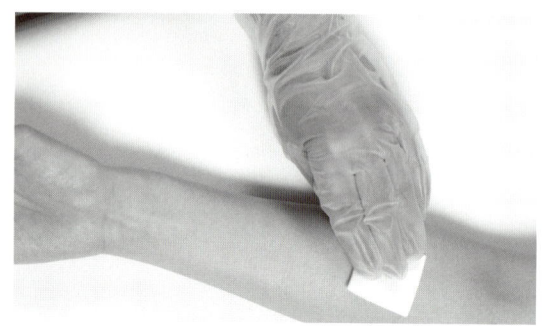

6. 皮内反応の判定と記録

発赤，硬結および二重発赤の長径，短径を測定し，発赤を分母，硬結を分子，二重発赤をカッコで囲む

記載方法：
$$\frac{二重}{発赤}（二重発赤）＝\frac{a' \times b'}{a \times b}（A \times B）mm$$

●ツベルクリン反応の判定の記録●

図I-ⅲ-8

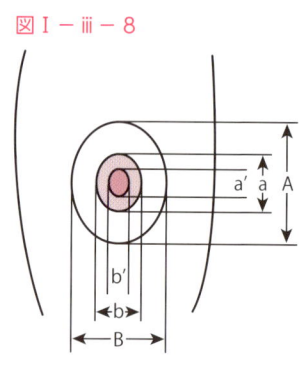

参考文献：石塚睦子，黒坂知子，「注射の基本がよくわかる本」照林社，2008．

Q・7 ツベルクリン反応の判定と解釈は？

結核予防法では，下記のように判定の基準が定められています．

表I-ⅲ-1

判定	記号	反応の出方
陰性	(−)	発赤 9 mm 以下
弱陽性	(+)	発赤 10 mm 以上
中等度陽性	(++)	発赤 10 mm 以上，硬結あり
強陽性	(+++)	発赤 10 mm 以上，硬結あり，二重発赤水泡，壊死などあり

ツベルクリン反応（ツ反）の解釈では，まずツ反は結核菌感染の既往をみていることに注意しましょう．ツ反（真）陽性が示すのは，「今までに結核菌に感染したことがある」ということです．結核菌に今感染しているかは，喀痰検査などの別の検査法によらなければ分かりません[1]．

どんな検査にも偽陽性や偽陰性がありますが，ツベルクリン反応（ツ反）では，むしろそちらの方に重要な意味があります．実際，日本ではツベルクリン反応と陰性者に対するBCGがほとんど全員に行われているので，日本人成人では結核菌感染の既往に関わらず，ツベルクリン反応は陽性（偽陽性）がむしろ正常です[2]．

偽陰性の代表的な例としては，ツ反の陰転化が重要です．結核菌に感染したことがあっても，ステロイドの服用やAIDSなどでIV型アレルギーが起きにくい状態になっていると，結核菌（や非結核性抗酸菌）に感染したことがあっても，ツベルクリン反応が陰性になることがあります．これをツ反の陰転化といいます．2)で述べたように，日本人成人のツ反は偽陽性が通常なので，陰性の成人では，むしろこちらを疑います．

---

[1] 後述のように日本人成人では通常ツ反は陽性なので，実際にはツ反陽性というだけでこれらの検査で感染を確かめることはありません．
[2] その他の偽陽性の原因としては，非結核性抗酸菌（MAC）感染が一般的です．結核菌の仲間であるMACは，ツ反で注入されるタンパク質を持っています．このため，結核菌に感染したことがなくても，MACに感染したことがあればツ反は陽性になります．

皮下注射

■ 必要物品と薬液の準備

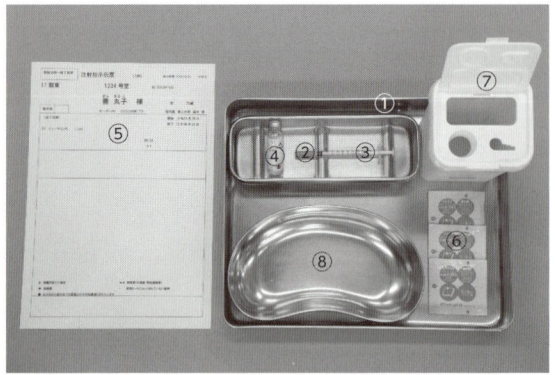

① トレイ　② 23～27G 注射針
③ 指示量に合う注射器　④ 指示された薬液
⑤ 指示伝票　⑥ アルコール綿　⑦ 針入れ容器
⑧ 膿盆

※注射針の刃面角度は RB（regular bevel　12 度）
※針基の色は，23G 青，24G パープル，25G オレンジ，26G ブラウン，27G グレー
　患者に刺す時に 26・27G 針を使用したい場合は，26・27G 針がかなり細いため薬液吸引の際は 23G の針で吸引し，患者に刺す時に 26・27G 針に取り換えてもよい．

■ 指示の確認と薬液の準備

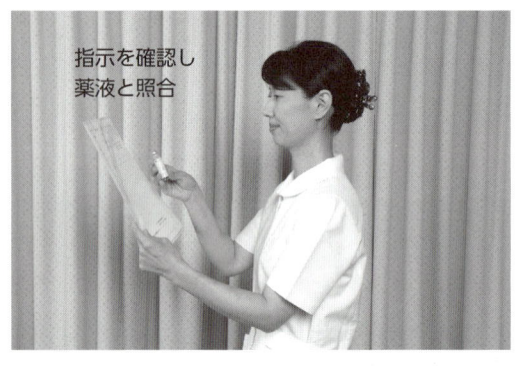

指示を確認し薬液と照合

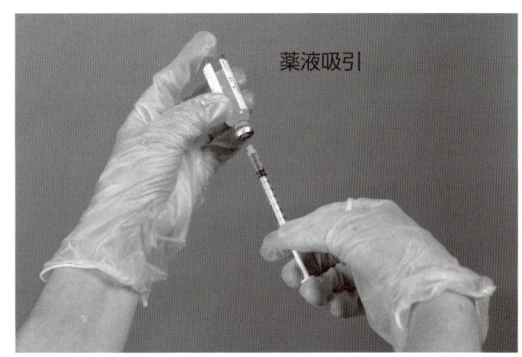

薬液吸引

■ 皮下注射の方法

1. 患者確認と目的・方法の説明

お名前を言ってくださいますか？

○○のために皮下に○ mL 注射をします．

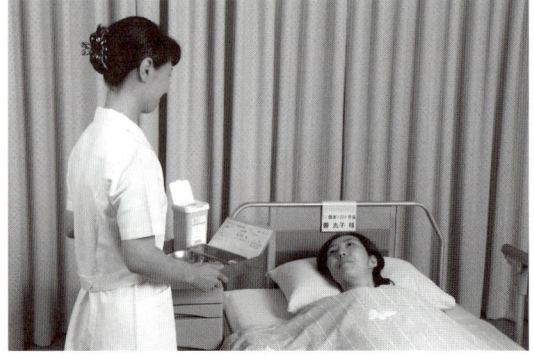

解剖生理の視点

Q・1　皮下注射の時，刃面角度が RB の針を使うのはなぜでしょう？

　　皮内注射では注射針を皮膚と平行に近い角度ですくうように刺入するのに対し，皮下注射では皮膚をつまんで斜め（10〜30度）に突き刺すようにします．下の図で SB と RB を比べてみれば，前者が皮膚を持ち上げるのに向いていて，後者が皮膚を突き刺すのに向いていることをイメージとして理解できるでしょう．また，刃面が長く体内に薬液が広がりやすいことも，RB が好まれる理由の一つです[1]．

図Ⅰ-ⅲ-9　　　　　　　　　　図Ⅰ-ⅲ-10

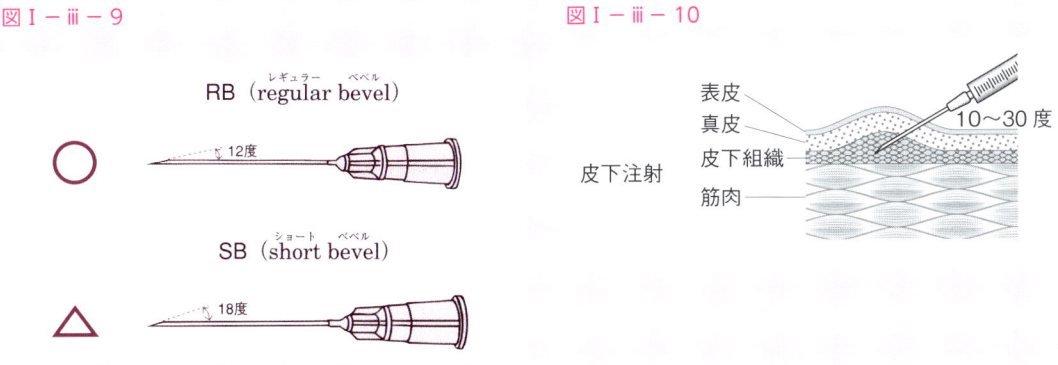

【出典】「わかりやすい与薬」医学評論社 P69

Q・2　皮下注射用の薬液の特徴は？

　　皮下注射された薬液は皮下組織内に広がり，細胞外液とともに，真皮内の毛細リンパ管や毛細血管から吸収されます．ということは，薬液は細胞外液に近いほど広がりやすく，吸収されやすいと考えられますね．その具体的な条件としては，等張性，非粘稠性，水溶性，が挙げられます．さらに，非刺激性であることも必要です．皮膚の感覚受容器は皮下組織に分布するのでしたね（P18 参照）．

---

[1] 皮下注射は薬液を体内へと広げたいときに行う注射ですから，RB が向いていることになりますね．皮内注射でマッサージをしなかったことを思い出しましょう．

2. 注射部位の消毒

> 消毒します．少し冷たいですよ．

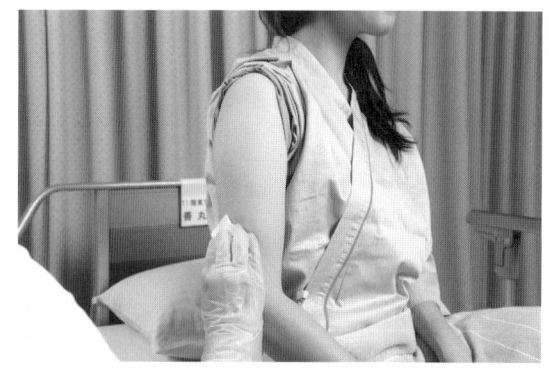

3. 注射針の刺入

① 上腕伸側部の皮下
② 三角筋上層部の皮下
③ 腹壁前面の皮下
④ 大腿四頭筋外側広筋の上層部の皮下

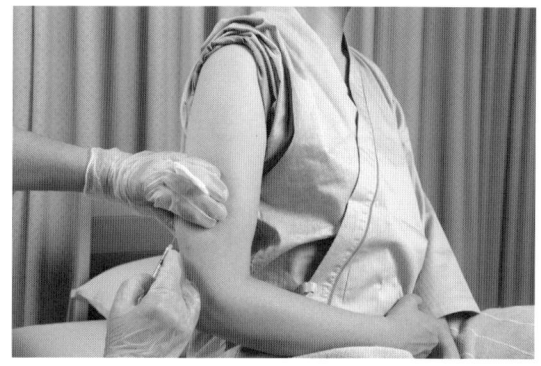

①上腕伸側（後側）部で，肩峰先端，または上腕骨頭中央部と肘頭を結んだ線の下1/3の皮下

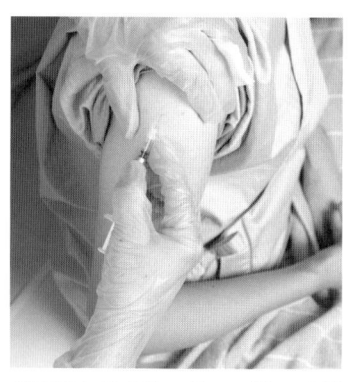

②肩峰から2.5〜5cm（2〜3横指下の三角筋前半部か中央部上層の皮下）

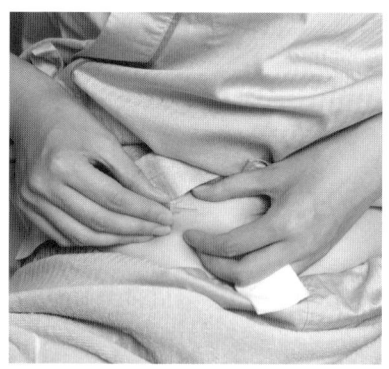

③腹壁前面の皮下

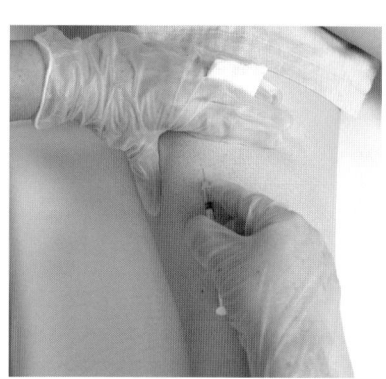

④大転子と膝蓋骨中央を結んだ線の中央部または，中央を中心とした1/3の範囲の皮下

Q・3 皮下注射部位の解剖と注意点は？

① 上腕→筋肉注射 P35 を参照.
（図Ⅰ-ⅲ-11, 12）

② 三角筋上層部の皮下
（図Ⅰ-ⅲ-13）

図Ⅰ-ⅲ-11
背部から見た上腕の筋肉, 神経, 血管　　図Ⅰ-ⅲ-12　右上腕の横断面図

図Ⅰ-ⅲ-13
三角筋上層部への皮下注射

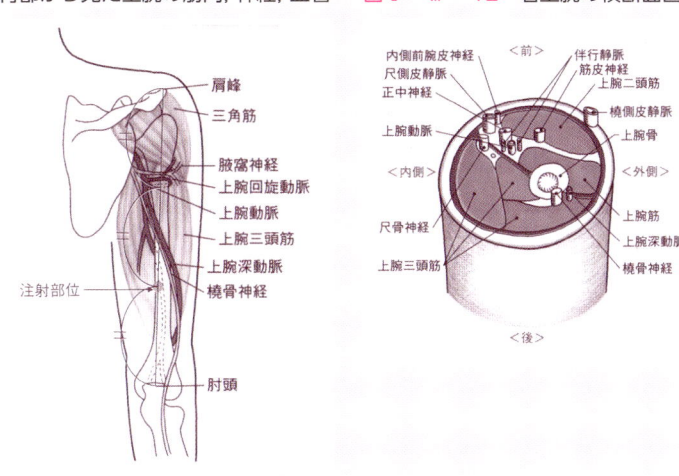

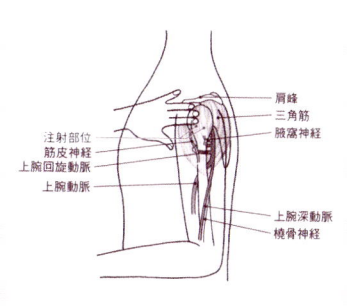

③ 腹部前面の皮下（図Ⅰ-ⅲ-14）

腹部前面には下大静脈のバイパスとして知られる下腹壁静脈や, メデューサの頭で有名な臍傍静脈が走行しており, 皮下の血管が比較的密集している領域です. また, 皮下組織が厚いことから, 特にインスリンなどの自己注射の部位として用いられます. ただし, 腹壁の深部には腹膜, 腹腔, 腹部内臓があります. 誤って腹腔内に穿刺すれば, 腹腔内感染（腹膜炎）の原因となる危険があります. 誤って深く刺入しないように注意する必要があります.

図Ⅰ-ⅲ-14　注射部位

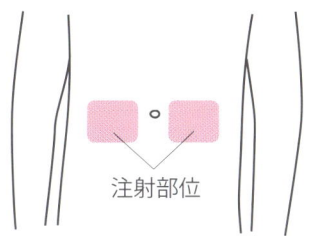

④ 大腿四頭筋外側広筋の上層部の皮下（図Ⅰ-ⅲ-15）

図Ⅰ-ⅲ-15
大腿四頭筋外側広筋の皮下

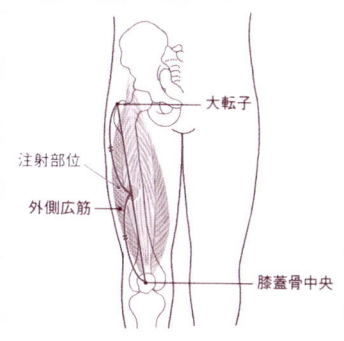

【出典】「わかりやすい与薬」医学評論社　図Ⅰ-ⅲ-11 (P120), 図Ⅰ-ⅲ-12 (P120), 図Ⅰ-ⅲ-13 (P121), 図Ⅰ-ⅲ-15 (P121)

4. しびれの確認

※中殿筋上層部の皮下や大腿部の皮下に注射した場合は，足がしびれないかを確認する．

針を刺します．
手先がしびれませんか？

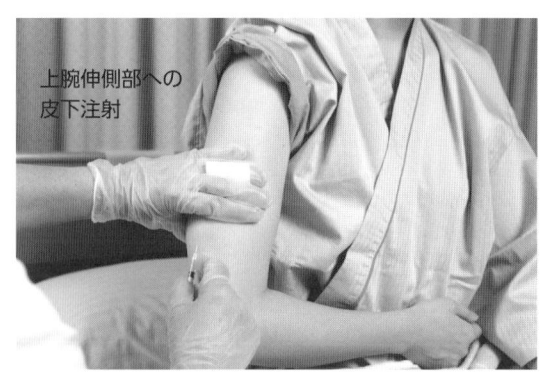

上腕伸側部への皮下注射

5. 血液逆流がないことを確認

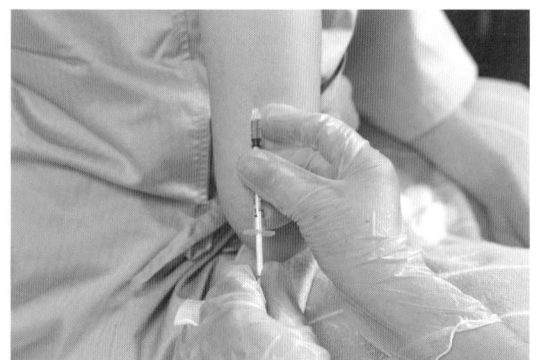

内筒を引いて血液が逆流しないことを確認．

6. 薬液の注入

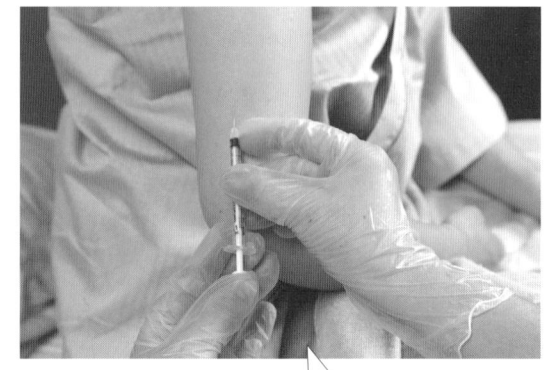

液を注入します

7. 抜針

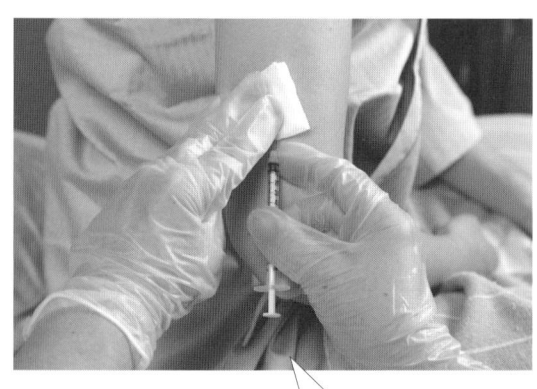

針を抜きます

8. 圧迫

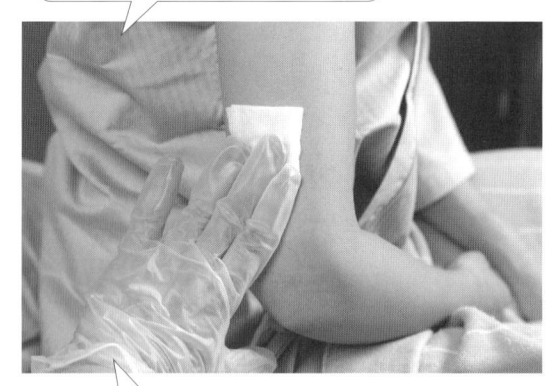

御気分は変わりないですか？

しばらく押さえてください
マッサージは…

参考文献：大谷杉士，森日出男，下田新一 監訳（Lewis, LuVerne Wolff），「ルイス看護の基礎技術［Ⅱ］」，廣川書店，1980．

Q・4　針を刺した後，しびれを確認するのはなぜでしょう？

　　皮下注射，筋肉注射では，注射針が神経を刺す危険を常に配慮する必要があります．しびれを確認することで，注射針が神経を刺していないかを確認しているのです．なお，神経には運動神経だけでなく感覚神経もありますから，しびれ以外に，電撃痛や放散痛にも注意が必要です（P135参照）．

Q・5　針を刺した後，血液が逆流しないことを確認するのはなぜでしょう？

　　皮下注射，筋肉注射でもう一つ考えられる危険は，針が皮膚や筋肉の血管に入ってしまうことです．血液が逆流するということは，それらの注射が深く刺しすぎて血管注射になってしまったことを意味しています．

Q・6　皮下注射部位は，マッサージしますか？

　　圧迫することで血液が自然に広がるので，マッサージの必要はないとされています．特に，年配者ややせている人は皮下組織が軟らかいため皮下に漏れた血液が広がりやすく，注意が必要です．

筋肉注射

■ 必要物品と薬液の準備

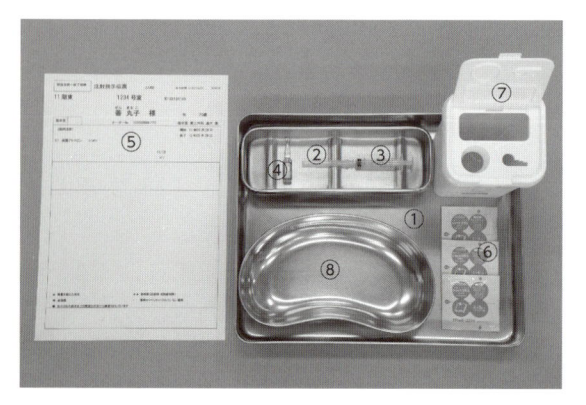

① トレイ　② 23～24G 注射針
③ 指示量に合う注射器　④ 指示された薬液
⑤ 指示伝票　⑥ アルコール綿　⑦ 針入れ容器
⑧ 膿盆

※注射針の刃面角度は RB（regular bevel　12度）
※針基の色は，23G 青，24G パープル

■ 指示の確認と薬液の準備

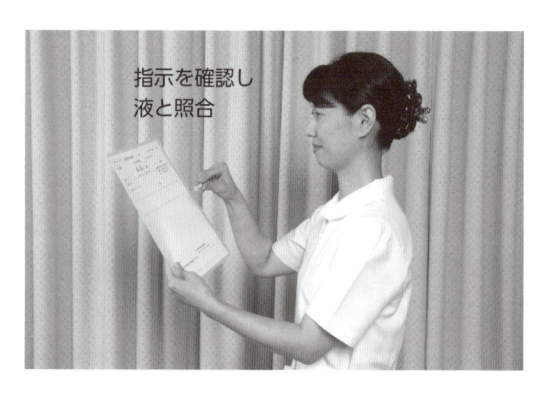

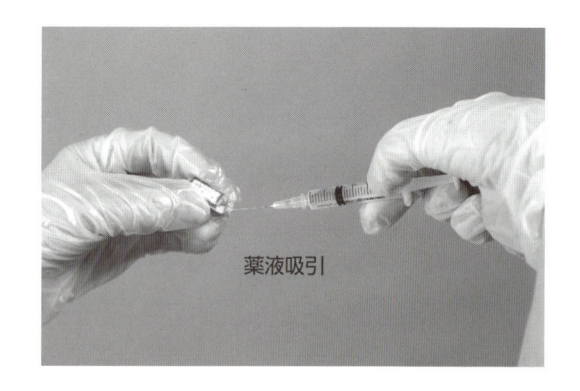

指示を確認し
液と照合

薬液吸引

■ 筋肉注射の方法

1. 患者確認と目的・方法の説明

お名前を言っていただけますか？

○○のために○という薬をどこそこの筋肉に注射します．

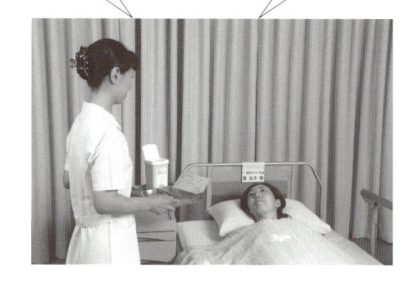

2. 注射部位の消毒

消毒します．
少し冷たいですよ．

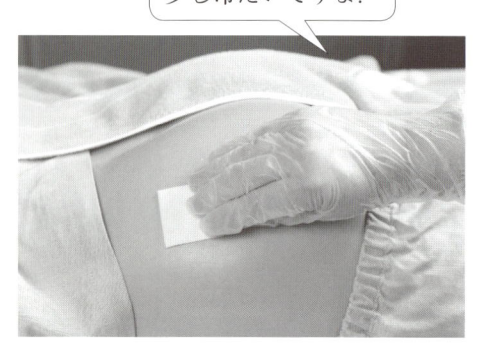

解剖生理の視点

Q・1　筋肉注射時の針の刃面角度は，なぜRBなのですか？

　　筋肉注射は，深く針を刺すので，鋭いRBが良いのです（P27参照）．

図Ⅰ-ⅲ-16

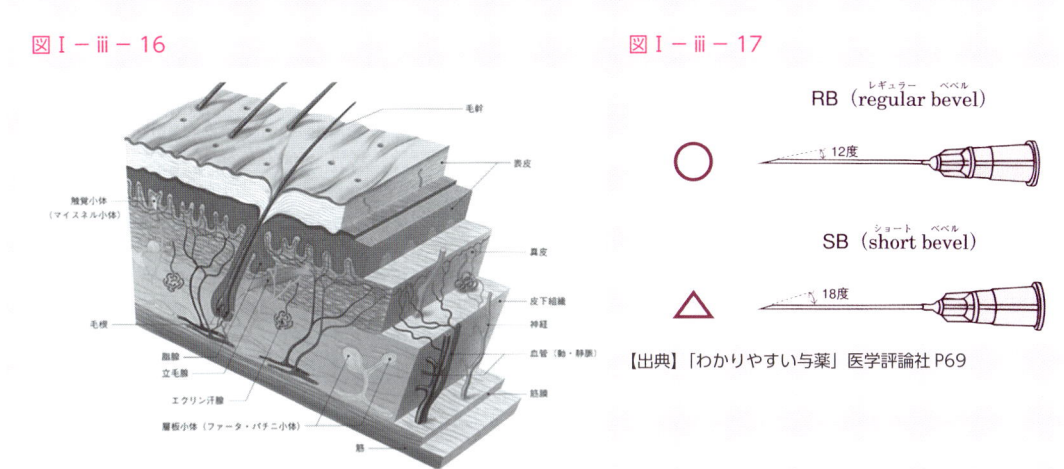

図Ⅰ-ⅲ-17

RB（regular bevel）　12度

SB（short bevel）　18度

【出典】「わかりやすい与薬」医学評論社 P69

【出典】松村讓兒，「人体解剖ビジュアル・からだの仕組みと病気」2009，医学芸術社 P152

Q・2　筋肉注射する薬液の1回量は，一般的にどの位ですか？

　　通常5 mL以下です．

Q・3　筋肉注射時の針の角度と刺入部位は？

　　45〜90度です．最短距離で針を筋肉にたどり着かせるために，垂直に近い角度で刺入するようにします．

図Ⅰ-ⅲ-18　筋肉注射の刺入角度

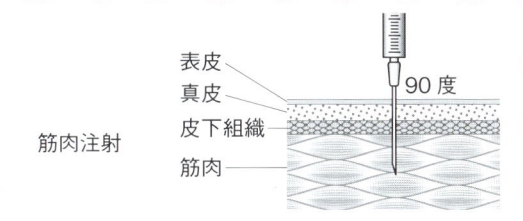

筋肉注射　　表皮／真皮／皮下組織／筋肉　90度

3. 注射針の刺入

① 三角筋前半部か中央部

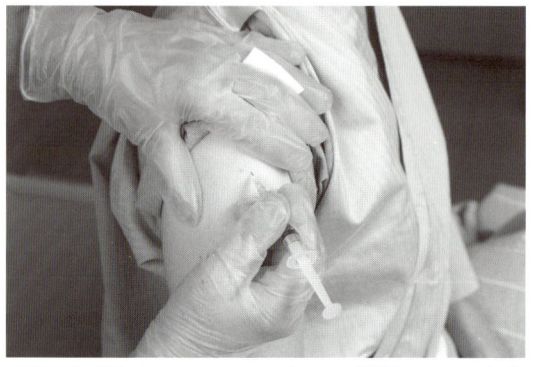

肩峰の先端から 2.5～5 cm（2～3 横指）下の三角筋前半部か中央部

② 中殿筋

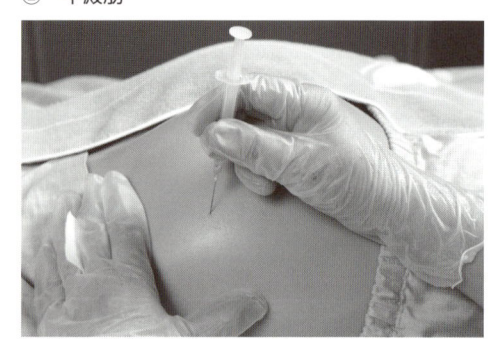

図Ⅰ-ⅲ-19　四分三分法

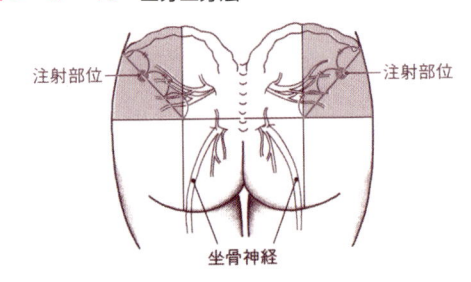

片側殿部を四等分した中心点から外側上方の腸骨稜まで引いた線の前 1/3

図Ⅰ-ⅲ-20　クラークの点

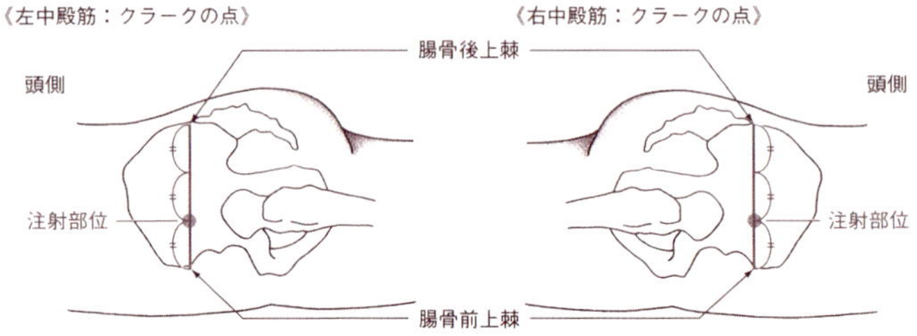

腸骨前上棘と腸骨後上棘を結んだ線の前 1/3

図Ⅰ-ⅲ-21　ホッホシュテッターの部位

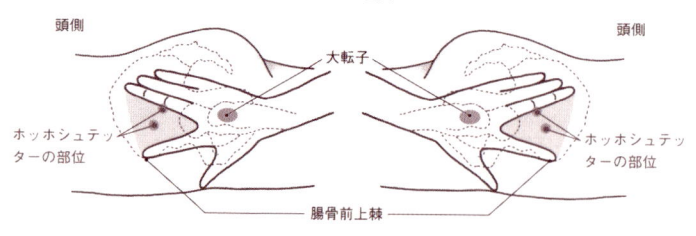

大転子に手掌を当て腸骨前上棘に示指を当て，中指を V 字に開き，示指・中指・腸骨稜で囲まれた三角の中央か中指の第 2 関節寄り

【出典】「わかりやすい与薬」医学評論社　図Ⅰ-ⅲ-19（P100），図Ⅰ-ⅲ-20（P103），図Ⅰ-ⅲ-21（P104）

気をつけよう　筋肉注射部位について

　上肢，下肢の神経は，それぞれ屈側を走るものと伸側を走るものに二分されます．上腕では，屈側の神経が比較的体表に近いところを走行するのに対し，上腕の伸側を走行する主な神経（腋窩神経，橈骨神経）は，筋の深層を走行しています．このため，皮下注射および筋肉注射ではもっぱら上腕伸側が用いられます．

　しかし，これら伸側の神経も，元を正せば，腋窩（脇の下）を走行する腕神経叢の枝です．つまり，上腕伸側の神経は，屈側から伸側を回りこむように走行していることになります．この知識を踏まえて注射に適切な部位を考えるには，上腕を1）肩峰-腋窩神経，2）腋窩神経-橈骨神経，3）橈骨神経-肘頭の3領域に分けて考えるのが妥当でしょう．もちろん，実際には神経は筋の深層を走行しているので，体表からこれらの領域を区分することはできませんが，左ページの注射部位は，それぞれの領域の中心に近く，比較的安全な部位の指標とされています．

① 三角筋前半部か中央部

　　厚着をしている患者さんの袖を十分めくらないまま，三角筋より下の上腕外側（背面・伸側）部の皮下注射部位に筋肉注射をしてしまい，橈骨神経を損

図Ⅰ-ⅲ-22　三角筋

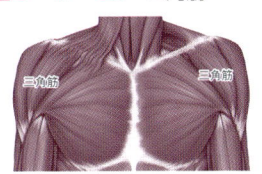

【出典】「トートラ人体の構造と機能 第4版」P375 図11.3

図Ⅰ-ⅲ-23　腕神経叢から起る神経の分布

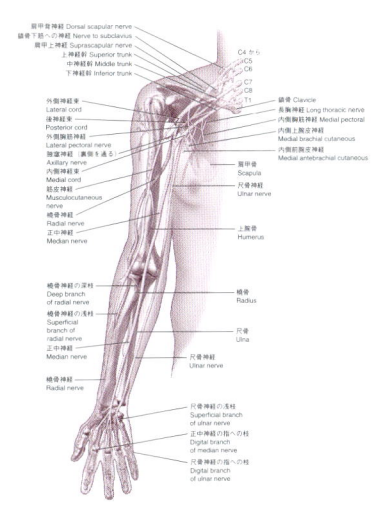

【出典】「トートラ人体の構造と機能 第4版」P511 図13.8（b）

図Ⅰ-ⅲ-25　坐骨神経走行

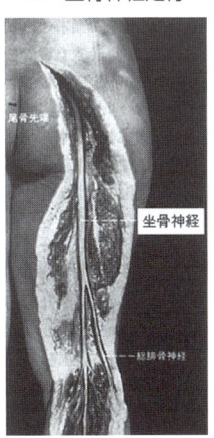

【出典】横地千仭，「人体：写真で見る解剖学 改訂第3版」医学書院

図Ⅰ-ⅲ-24　中殿筋

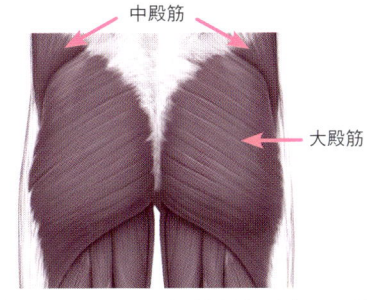

【出典】「トートラ人体の構造と機能 第4版」P376 図11.3

③ 大腿四頭筋外側広筋

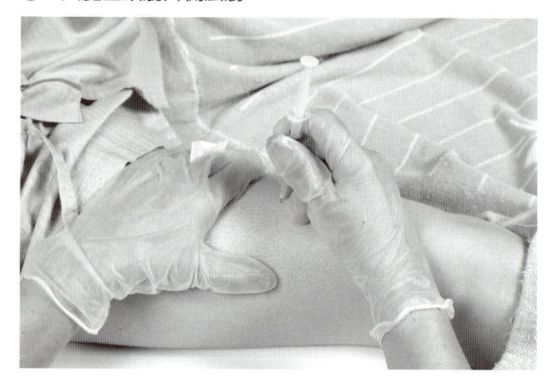

図Ⅰ-ⅲ-26　大腿部の筋肉注射部位

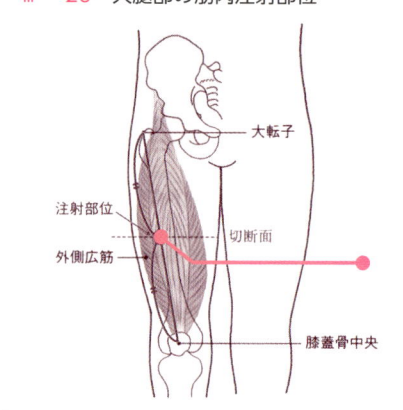

大転子
注射部位
切断面
外側広筋
膝蓋骨中央

【出典】石塚睦子，黒坂知子，「わかりやすい与薬」2012，医学評論社 P110

4. しびれの確認

※殿部・大腿部に注射した場合，足がしびれないかを確認し，三角筋の時は，手がしびれないかを確認する．

針を刺します．
足先がしびれませんか？

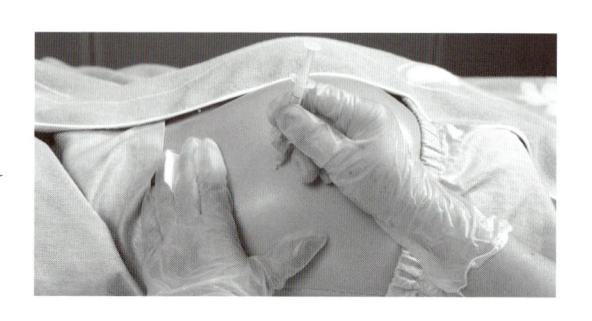

傷させて裁判に及んだ事故が起きています．三角筋に注射をするときは，そのような危険性を忘れず，上腕を肩峰から十分露出して，安全部位を守り実施しなければなりません．

② 大腿四頭筋外側広筋

〈継続注射による問題〉

　1946年に大腿四頭筋外側広筋に何度も注射を行うと，大腿四頭筋拘縮症（大腿四頭筋短縮症ともいいます）を引き起こすことが初めて報告されました．後に1970年に多発すると社会問題にまで広がります．5～6歳の成長期の小児の大腿四頭筋組織の瘢痕化が頻発し，患肢の外旋，膝関節の屈曲制限，膝屈折時の尻上り現象，正座困難などの多発は当初は先天的なものと判断．しかし，解熱剤や抗生物質を大腿四頭筋へ筋肉注射が原因だということが明らかになり，注射の乱用が批判，検討されました．その結果，未発達な小児への注射は避けられるようになったのです．

図Ⅰ-ⅲ-27　腰神経叢と仙骨神経叢から起る神経の分布

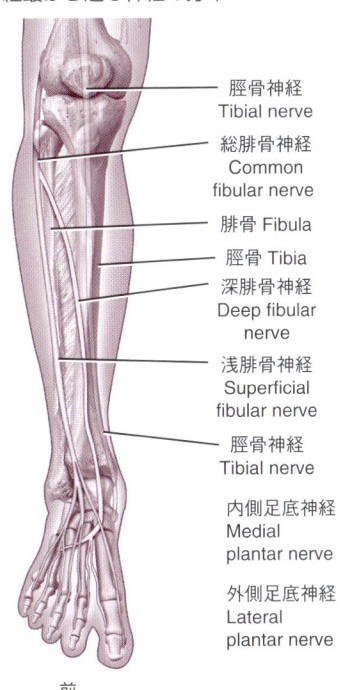

脛骨神経 Tibial nerve
総腓骨神経 Common fibular nerve
腓骨 Fibula
脛骨 Tibia
深腓骨神経 Deep fibular nerve
浅腓骨神経 Superficial fibular nerve
脛骨神経 Tibial nerve
内側足底神経 Medial plantar nerve
外側足底神経 Lateral plantar nerve

前
【出典】「トートラ人体の構造と機能 第4版」P513 図13.9（b）

図Ⅰ-ⅲ-28　右大腿中央部横断図（上方よりみたところ）と筋肉注射部位

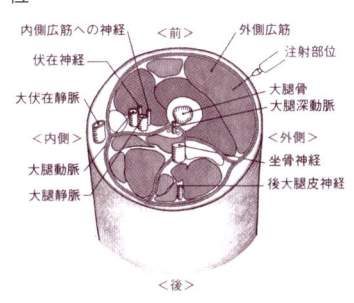

図Ⅰ-ⅲ-29　大腿四頭筋外側広筋

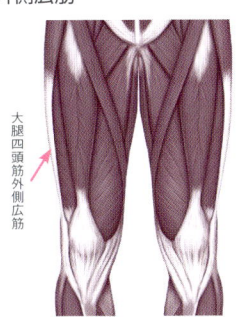

【出典】石塚睦子，黒坂知子，「わかりやすい与薬」2012，医学評論社 P110

【出典】「トートラ人体の構造と機能 第4版」P375 図11.3

Q・4　針を刺した後に，しびれや血液が逆流していないことを確認するのはなぜですか？

　筋肉内には，それを支配する神経や血管が分布しています．従って，筋肉注射はどんなに注意しても，神経や血管に針が刺さる可能性が排除できません．しびれや血液の逆流を確認することで，これらが起こっていないことを確かめるのです（P31参照）．

5. 血液逆流がないことを確認

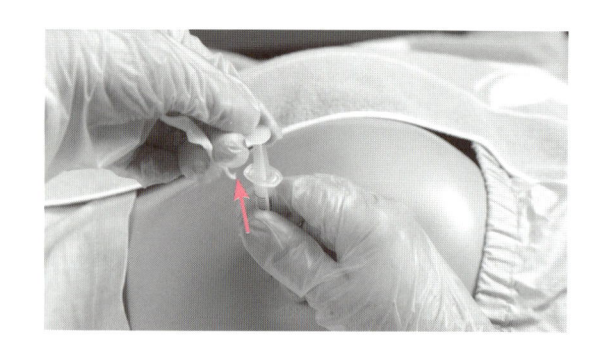

6. 薬液の注入

薬を注入します.

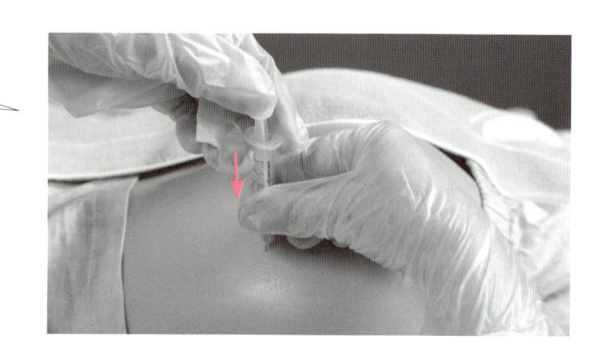

7. 抜針

針を抜きます.

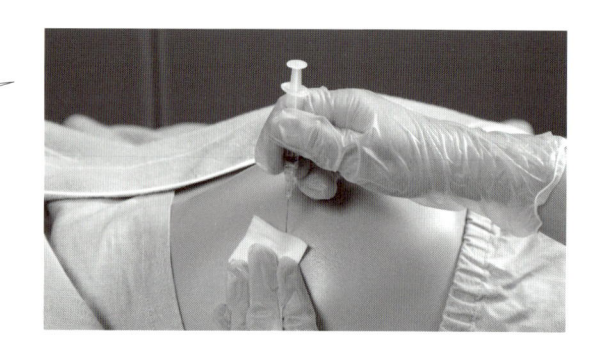

8. 圧迫止血

マッサージします.
（またはマッサージしてください）
血が止まるまでアルコール綿で抑えていてください.

御気分は変わりないですか？

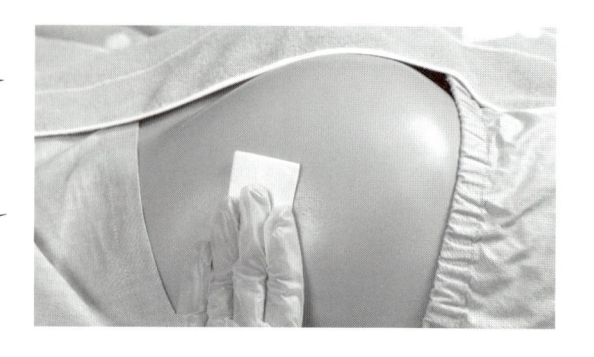

Q・5 筋肉注射部位は，マッサージしますか？

　　筋肉注射では，薬液を筋肉内に早く拡散させ，全身の循環に早く吸収させたいので，マッサージを行います．

静脈注射ガイダンス

静脈注射の投与方法には，色々な方法があります．

静脈注射の分類

末梢静脈	（狭義の）静脈注射	1．1回のみの薬液投与（ワンショット）	静脈に針を刺入し，注射器を手動で押し注射する
			点滴ラインの途中にある間欠的輸液用アダプターに注射器を接続し，手動で押して注射する
		2．長時間持続注入	シリンジポンプで微量の薬液を継続して静脈注射する シリンジポンプ
	点滴静脈注射	1．短時間持続注入	短時間持続的に投与して終了したら，抜去する（いわゆる「抜き刺し」）
		2．長時間持続注入	長時間あるいは長期間，持続的に投与する
		3．間歇的注入	ヘパリンロックなどにより血管確保し，1日のうち一定時間帯に投与する シェアプラグ
中心静脈 ※中心静脈については，P161を参照	中心静脈栄養法	持続注入	24時間持続的に投与する
		間欠的注入	1日のうち一定時間帯に投与する 輸液剤

点滴静脈注射の方法

側注 (Piggyback法, ピギーバック法)	メインの輸液ラインの途中にある間欠的輸液用アダプター（側注管）に別の輸液セットを接続して投与する方法 Piggybackとは，「おんぶする」という意味の英語である	図Ⅰ-ⅲ-30
Tandem法, タンデム法	2種類以上の薬液を並列に接続して投与する方法 Tandemとは，「縦横に二つの物が並んでいる状態」をいう	図Ⅰ-ⅲ-31
定量輸液セットを使用した輸液	厳密に輸液の注入量を把握したい時，細かな目盛のついた定量輸液セットを使用することがある．点滴筒の点滴口部分は，小児用（微量用，マイクロドリップ）なので，60滴で1mLになるタイプである	図Ⅰ-ⅲ-32
輸液ポンプを使用した輸液	指示された正確な滴下数を維持したい時，輸液剤にポンプ用の輸液セットを接続し，ポンプの力で滴下数を調整して点滴することがある	④ 輸液ポンプ

【出典】石塚睦子，黒坂知子，「わかりやすい与薬 第5版」医学評論社 P162（図Ⅰ-ⅲ-30，31，32），画像提供：①〜④テルモ株式会社

静脈注射

■ 必要物品と薬液の準備

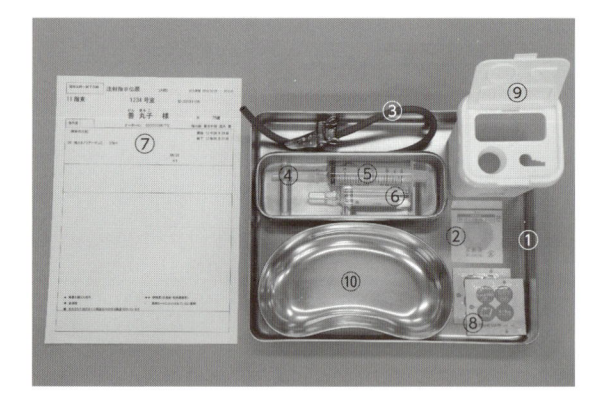

① トレイ　② テープ　③ 駆血帯
④ 21～23G注射針　⑤ 指示量に合う注射器
⑥ 指示された薬液　⑦ 指示伝票
⑧ アルコール綿　⑨ 針入れ容器　⑩ 膿盆

※注射針の刃面角度はSB（short bevel　18度）
※針基の色は，21G緑，22G黒，23G青

■ 指示の確認と薬液の準備

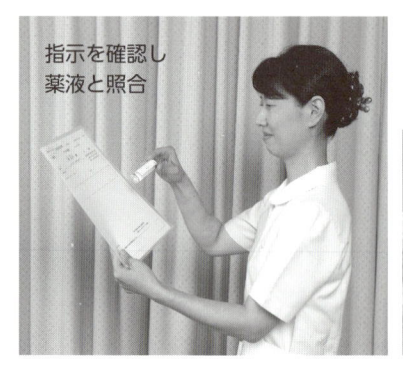

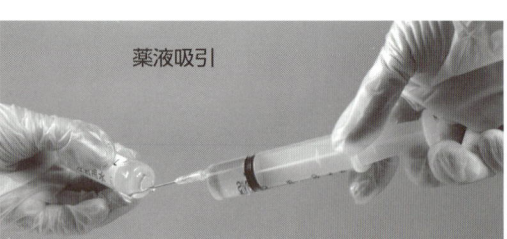

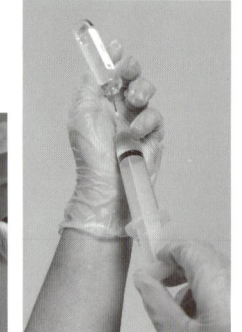

指示を確認し薬液と照合

薬液吸引

手の小さな人はてのひらにのせて吸引する（上から撮影）

■ 静脈注射の方法

1. 患者確認と目的・方法の説明

お名前を言ってくださいますか？

○○のために○という薬を静脈から注射します．

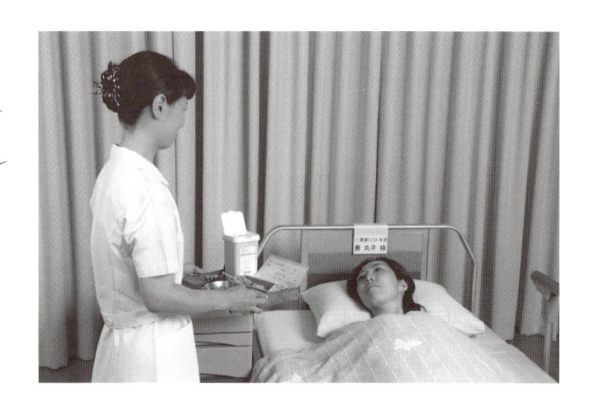

解剖生理の視点

Q・1　静脈注射する時に，駆血帯が必要なのはなぜでしょう？

　　静脈注射は，静脈内に針を刺さなければならないので，駆血帯を巻いて静脈中の血液を増加させ，静脈を拡張させ，針が静脈に入りやすい状態にします．なお，薬液を入れる時は，駆血帯を外して注入します．

Q・2　静脈注射の針の刃面角度は，SB を使うのはなぜでしょう？

　　SB 針は針先が RB 針より鈍角なので，針の入りやすさという点では RB 針よりも劣ります．しかし，逆に，針が入りにくいということは，血管に入った針が貫通しにくいということでもあります．静脈に薬剤を投入することが目的ですので，貫通しにくいことが優先されます．

図Ⅰ－ⅲ－33

RB（regular bevel）　12度
SB（short bevel）　18度

【出典】「わかりやすい与薬」医学評論社 P69

図Ⅰ－ⅲ－34　静脈注射時の針の角度と刺入部位

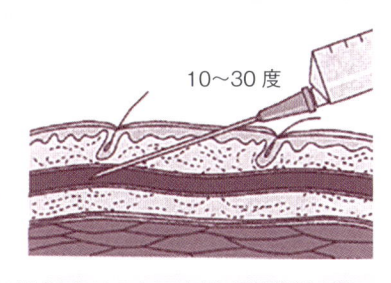

10～30度

【出典】「わかりやすい与薬」医学評論社 ⅵ①

Q・3　駆血帯の位置と強さはどのように決めれば良いですか？

　　駆血帯は針刺入部位よりも，7～10 cm 中枢側に，強すぎずゆるすぎないように巻きます．

Q・4　静脈注射部位の解剖について教えてください．

　　一般的によく選択されるのは肘正中皮静脈です．

図Ⅰ－ⅲ－35　右肘の皮静脈

右副橈側皮静脈　Right accessory cephalic
右橈側皮静脈　Right cephalic
右肘正中皮静脈　Right median cubital
右尺側皮静脈　Right basilic

※図Ⅰ－ⅲ－35 は右の腕にある肘正中皮静脈，橈側皮静脈などを示しています（P49 図Ⅰ－ⅲ－38，P51 図Ⅰ－ⅲ－40 も同じ）．

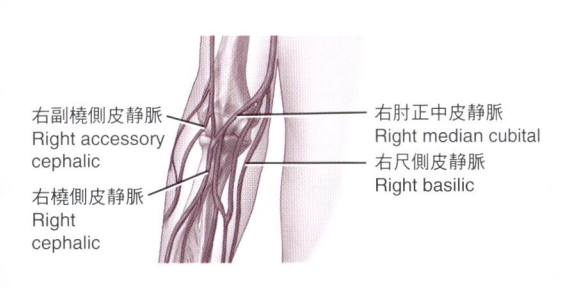

【出典】「トートラ人体の構造と機能 第4版」P863 図 21.25（b）

2. 駆血帯で縛る

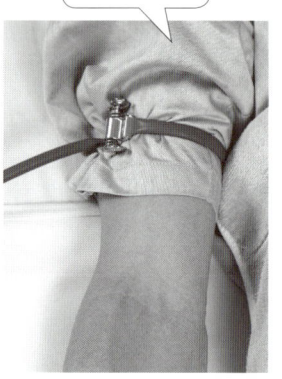

> 縛ります.

怒張した血管に触れて走行を確認する.

3. 注射部位の消毒

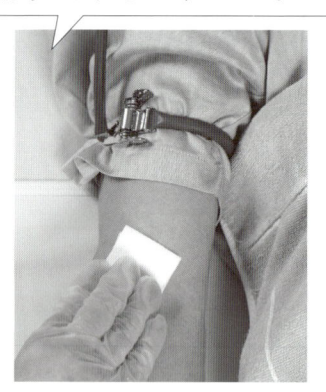

> 消毒します. 少し冷たいですよ.

4. 針を刺入する

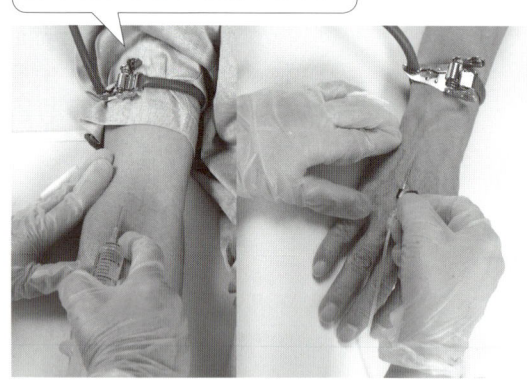

> 針を刺すとき少し痛みます.

注射針による静脈注射　翼状針による静脈注射

5. しびれの確認

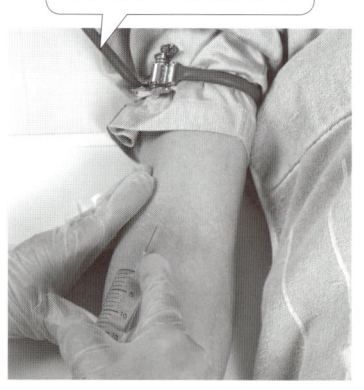

> 針を刺します.
> 手がしびれませんか？

6. 血液逆流の確認

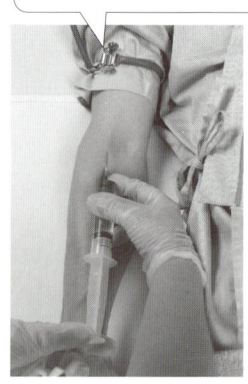

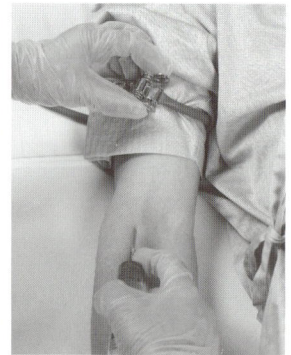

> 針基に血液が逆流したことを
> 確認し, 駆血帯を取る.

Q・5　針を刺した後，しびれを確認するのはなぜでしょう？

皮下注射，筋肉注射で，注射針が神経を刺す危険を常に配慮する必要があることは前に述べました（皮下注射 P34，筋内注射 P38，P135 も参照）．静脈注射でも同様にしびれを確認することで，注射針が神経を指していないかを確めます．一般に，皮膚の神経（皮神経）は皮下の静脈と併走しているので，静脈注射では注射針が神経を刺すリスクが皮下注射よりも高いと考えるべきです．

図Ⅰ－ⅲ－36　腕神経叢から起こる神経の分布

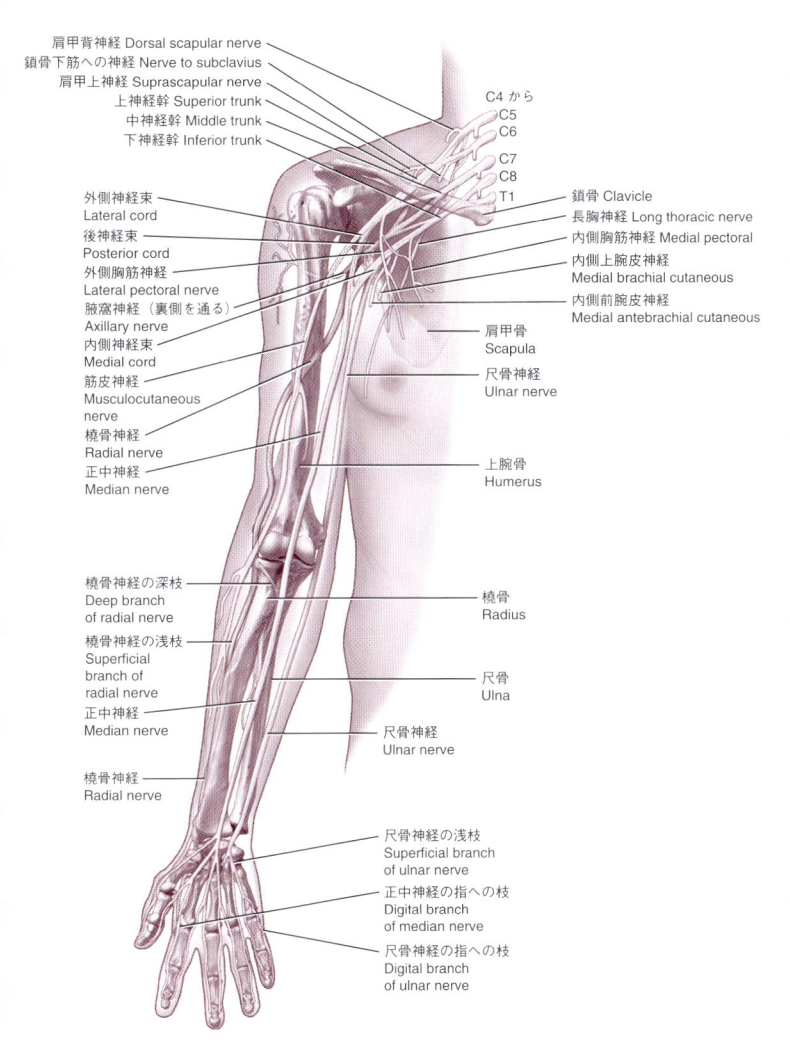

【出典】「トートラ人体の構造と機能 第4版」P511 図 13.8（b）

Q・6　針を刺した後，血液逆流を確認するのはなぜでしょう？

皮下注射や筋肉注射と逆に，針が正しく血管内に刺入されていることを確認するためです．

7. 薬液の注入

> 液をゆっくり注入します．

> 御気分は変わりないですか？

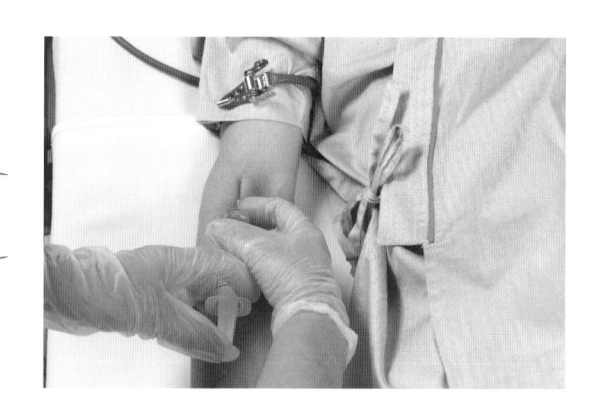

8. 抜針

> 針を抜きます．

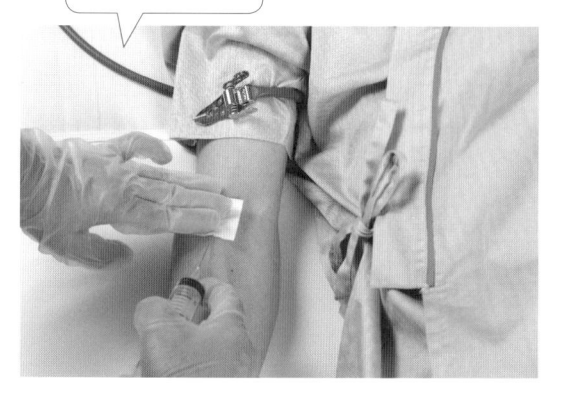

9. 圧迫止血

> 血が止まるまで押さえておいて頂けますか？

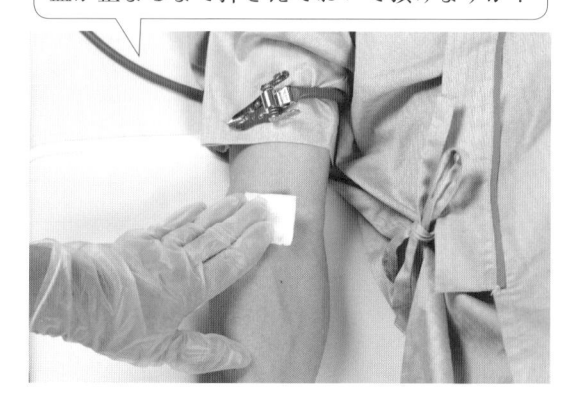

10. 絆創膏固定

> 御気分は変わりないですか？

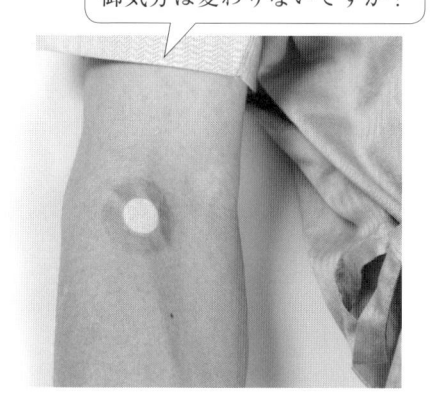

参考文献：日本看護協会，静脈注射の実施に関する指針
http：//www.nurse.or.jp/home/opinion/newsrelease/2008pdf/jyomyaku.pdf#search='管注とは' 2012/5/4

Q・7 静脈注射部位を，何分位圧迫すれば止血しますか？

通常 2 〜 5 分で止血します．

気をつけよう　マッサージについて

　静脈注射では血管内に直接薬液を注入しているので，注射針を抜いた時点では，薬液はすでにその場にありません．従って，マッサージする必要はありません．抜針後は，抜針部位から出血しないようにすぐに圧迫し止血することが大切です．

点滴静脈注射

■ 必要物品と薬液の準備

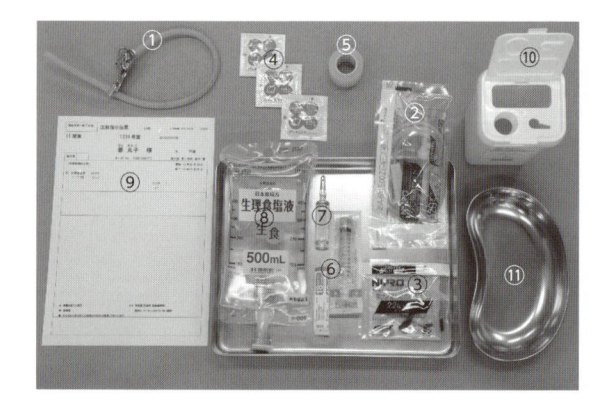

① 駆血帯　② 点滴セット
③ 翼状針か静脈留置針 18〜23G
④ アルコール綿　⑤ テープ
⑥ 薬液詰め用の注射器・18G 注射針
⑦ 輸液に追加する薬剤　⑧ 輸液剤　⑨ 指示伝票
⑩ 針入れ容器　⑪ 膿盆

■ 指示の確認と輸液剤の準備

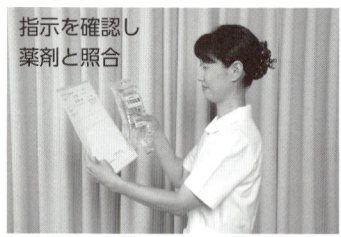

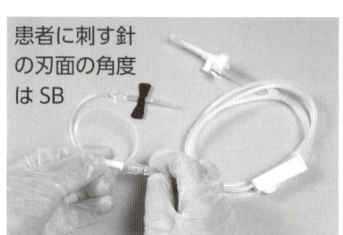

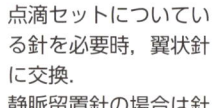

指示を確認し薬剤と照合

補液への追加薬剤がある場合追加

薬液詰め時 18G 針を使用

点滴セットのクレンメを止めておく

患者に刺す針の刃面の角度は SB

点滴セットを輸液剤のゴム栓に刺す

点滴セットについている針を必要時，翼状針に交換．
静脈留置針の場合は針を患者に刺してから点滴セットと接続．

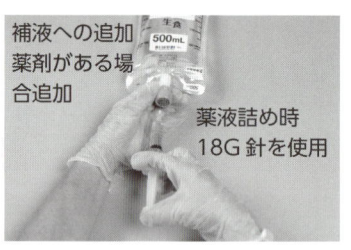

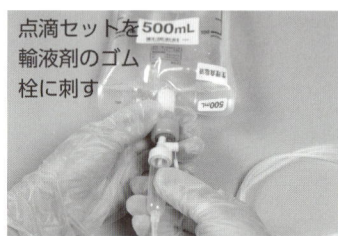

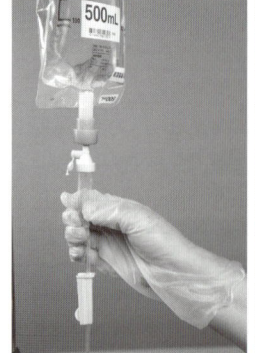

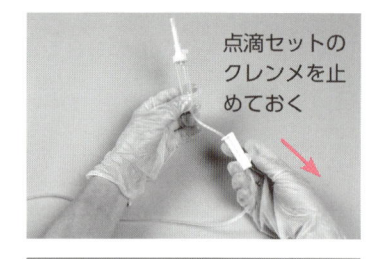

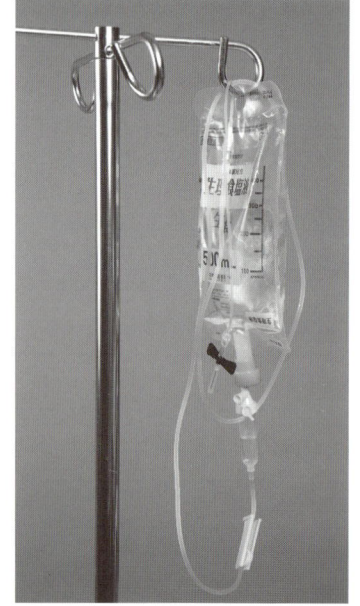

点滴筒に輸液剤を 1/3〜1/2 溜めて点滴セット内を薬剤で満たす．

点滴スタンドに指示伝票と薬液を満たした点滴セット・輸液剤を準備．

48　Ⅰ 与薬

解剖生理の視点

Q・1　点滴静脈注射する時には，駆血帯が必要なのはなぜでしょう？
　　　静脈注射の同項目（P43）を参照してください．

Q・2　点滴静脈注射の針には，18〜23Gと幅がありますが，どのように選択するといいのですか？
　　　通常21〜22Gが選択される場合が多いですが，輸血の場合は血球の大きさを考慮し，溶血を防ぐ目的で18G程度の太い針が選択されます．また，術後やプレショック状態の患者では，急速静注に行わなければならない場合に備えて，予め太めの針を入れておくこともあります．

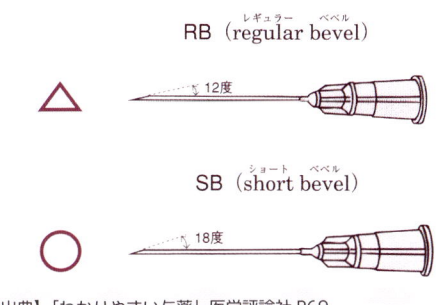

図Ⅰ－ⅲ－37

RB（regular bevel）　12度
SB（short bevel）　18度

【出典】「わかりやすい与薬」医学評論社 P69

図Ⅰ－ⅲ－38　右肘の皮静脈

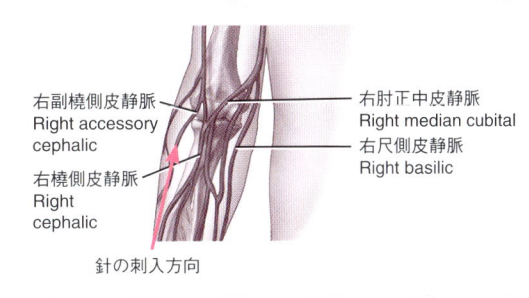

右副橈側皮静脈 Right accessory cephalic
右肘正中皮静脈 Right median cubital
右尺側皮静脈 Right basilic
右橈側皮静脈 Right cephalic
針の刺入方向

【出典】「トートラ人体の構造と機能 第4版」P863 図21.25（b）

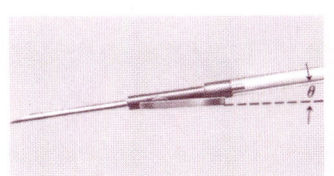

【画像提供】「翼状針の刺入角度θ」テルモ株式会社

Q・3　点滴静脈注射の針の刃面角度は，SBを使うのはなぜでしょう？
　　　静脈注射の同項目を参照してください．

気をつけよう　空気塞栓

「空気を点滴すると死んでしまう」という話を聞いたことがありますか？　空気は血液よりも比重が軽いので，血管内を上行し，脳血管や肺血管に集まってしまいます．また，血管内で空気は気泡となって流れていきますが，これが血管の断面積よりも大きい泡となってしまった場合，血管自体を塞ぐことになってしまいます．このように血管内に空気がたまることを空気塞栓といい，深刻な循環不全の原因となります．

■ 点滴注射の方法

1. 患者確認と目的・方法の説明

> お名前を言ってくださいますか？

> ○○のために○という薬を点滴します．
> お手洗いはお済ですか？

> トイレには行って来ました．

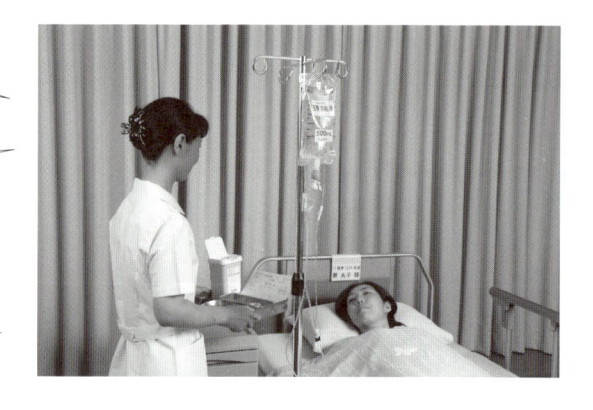

2. 駆血帯で縛る

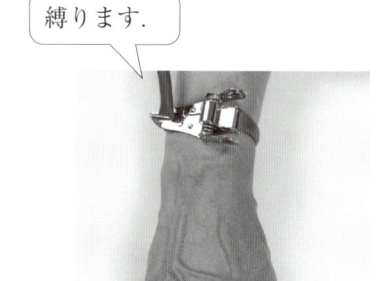

> 縛ります．

怒張した血管に触れて走行を確認する．

3. 注射部位の消毒

> 消毒します．少し冷たいですよ．

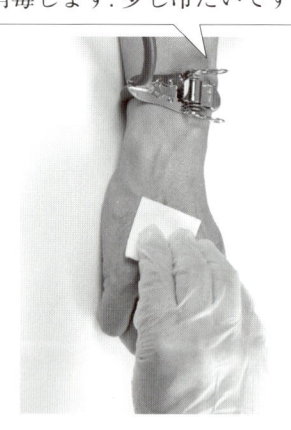

4. 針の刺入

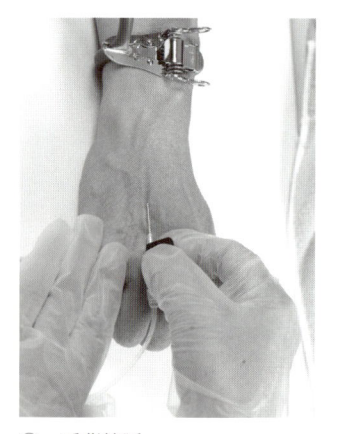

① 手背静脈

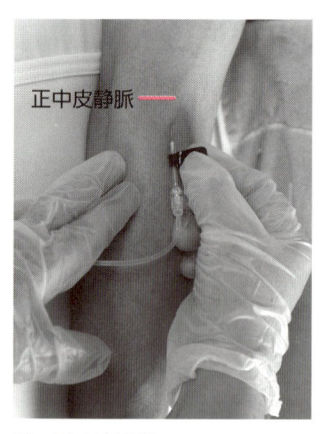

② 正中皮静脈

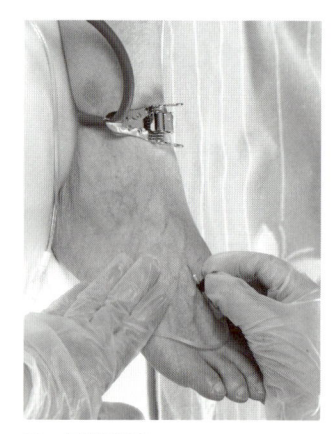

③ 足背静脈

Q・4　駆血帯を巻く位置と強さは，採血部から何cm位離れているといいのですか？

　　　一般的には，注射針刺入部位から約7〜10cm中枢側とされます．

Q・5　駆血帯を巻く時間は，約何分以内に留めるべきですか？

　　　約1〜2分以内に留めましょう．

Q・6　点滴静脈注射時の針の角度は？

　　　約10〜30度になります．

図Ⅰ-ⅲ-39　静脈注射時の針の角度と刺入部位

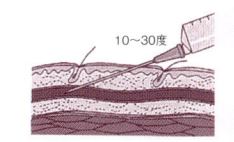

【出典】「わかりやすい与薬」医学評論社 P ⅵ①

Q・7　点滴静脈注射部位とその解剖について教えてください．

　　　点滴静脈注射では，さらに手背や足背の静脈が用いられることもあります．手背・足背の部位は，血管が確認しやすい一方で，皮神経が静脈と併走しているので，肘部と比べて痛みが強くなります．

図Ⅰ-ⅲ-40　右肘の皮静脈

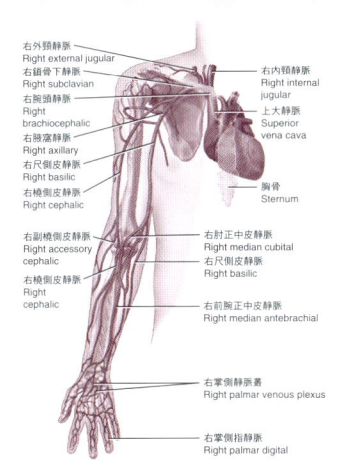

図Ⅰ-ⅲ-41

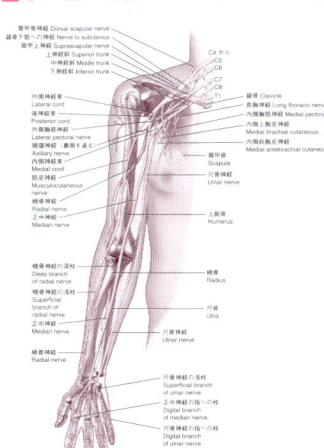

図Ⅰ-ⅲ-42

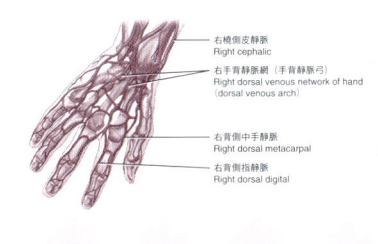

図Ⅰ-ⅲ-43

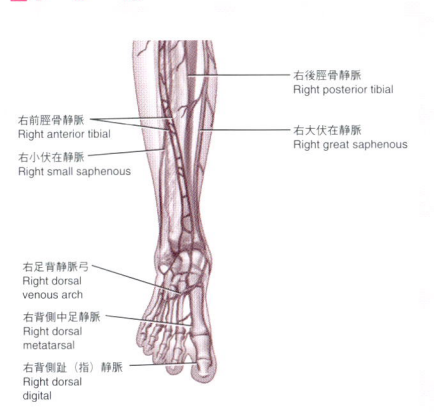

図Ⅰ-ⅲ-44

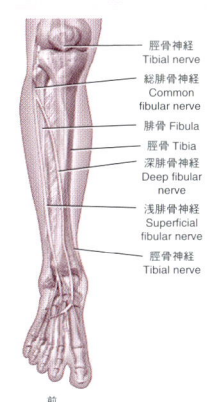

【出典】「トートラ人体の構造と機能 第4版」図Ⅰ-ⅲ-40（P863 図21.25 (b)），図Ⅰ-ⅲ-41（P511 図13.8 (b)），図Ⅰ-ⅲ-42（P862 図21.25 (a)），図Ⅰ-ⅲ-43（P870 図21.27 (a)），図Ⅰ-ⅲ-44（P513 図13.9 (b)）

点滴静脈注射

5. しびれの確認

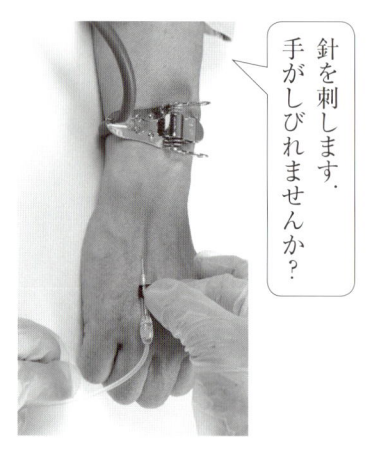

 「針を刺します．手がしびれませんか？」

6. 血液逆流の確認をし，駆血帯を取る

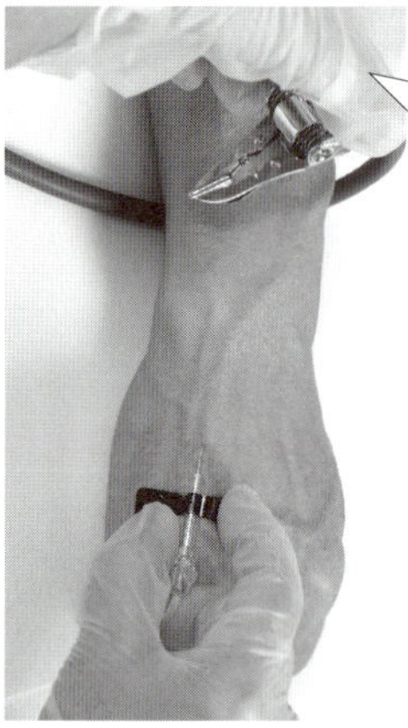

 「血液が針基に逆流したことを確認し駆血帯を取る．」

7. 針をテープ固定してクレンメを開き滴下することを確認

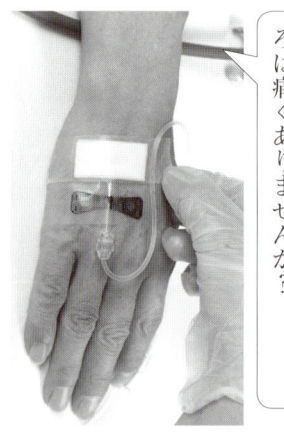

 「液を落とします．針を刺したところは痛くありませんか？」

8. 滴下数/分を調整

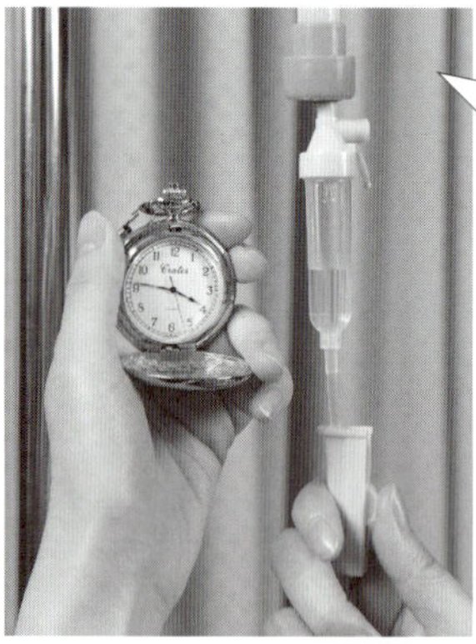

 「液を落とします．○時○分頃，終わる予定です．」

9. ナースコールやティッシュなど，患者が必要とするものを手の届く位置に配置

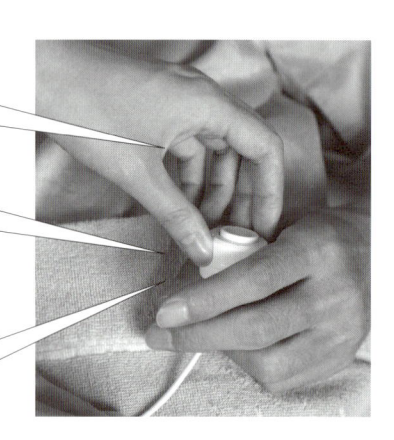

 「ナースコールは，手で握っておきましょう．」

 「何かあれば遠慮なく押してください．」

 「他にそばに置いておきたいものはないですか？」

10. 姿勢や掛物を整えて，退室

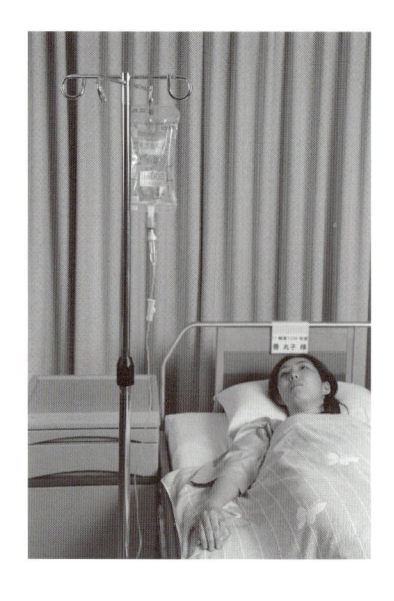

11. 点滴が引き続きある場合新たな輸液剤に点滴セットを移す

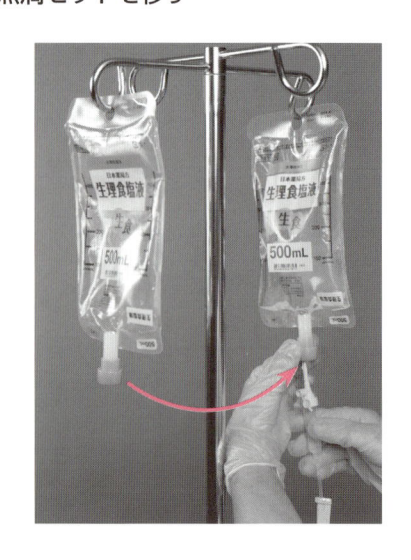

Q・8 針を刺した後，しびれを確認するのはなぜでしょう？
　　静脈注射の同項目（P45）を参照してください．

Q・9 針を刺した後，血液逆流を確認するのはなぜでしょう？
　　静脈注射の同項目（P45）を参照してください．

Q・10 薬液の注入速度はどのように決めればよいですか？
　　点滴セット内で凝血を起こさない最低速度は約 10 mL と言われています．一般の点滴セットでは，20 滴 / 1 mL が点滴口の規格です．60〜80 滴 / 分であれば，3〜4 mL ということになります．指示がなければこの程度の速度で落とすのが一般的ですが，指示に応じて滴下速度を調整できるようにしましょう．

表 I－ⅲ－2

滴下数の調整（※時間指定がない時）
　　一般には，60〜80 滴 / 分で滴下します．患者の状況や薬液の特徴，目的により異なる場合がありますので，医師の指示を確認しましょう．

※点滴所要時間の計算＝ $\dfrac{総輸血量 \times 点滴口の規格（成人用 20 滴 /mL，小児用 60 滴 /mL）}{調整した滴下数 / 分}$

※時間指定がある場合の滴下数 / 分＝
$\dfrac{総輸血量 \times 点滴口の規格（成人用 20 滴 /mL，小児用 60 滴 /mL）}{時間数 \times 60 分}$

12. 抜針し圧迫止血

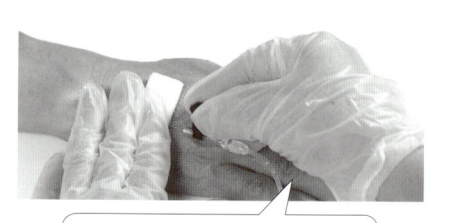

絆創膏を貼っておきます．

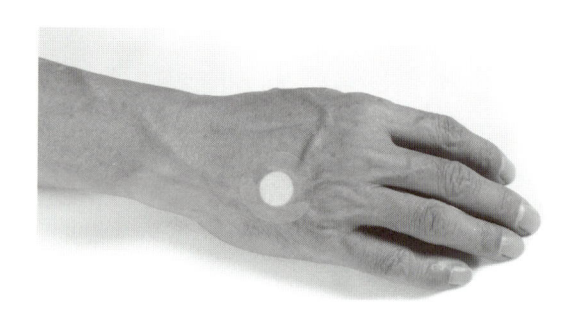

13. 点滴が終了したらクレンメを止めて抜去

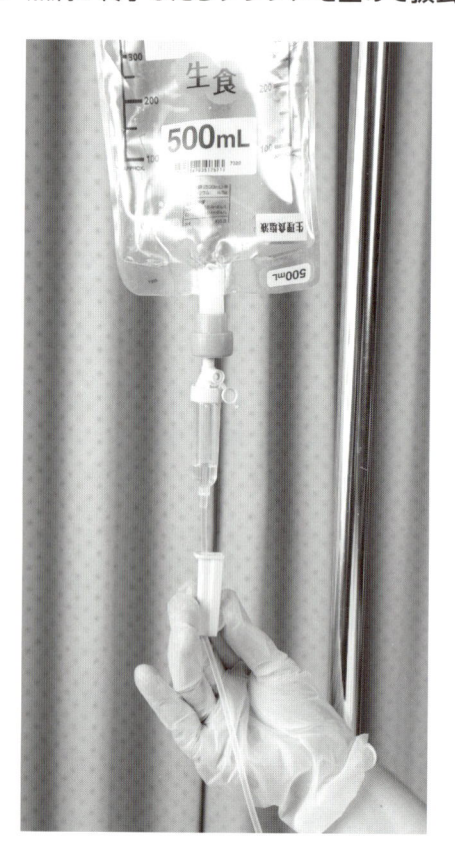

御気分は変わりないですか？

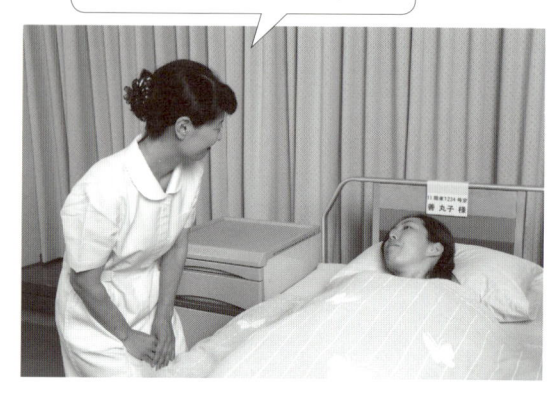

参考文献：1) 青木康子，内田卿子 監修，「看護のこころを生かす看護技術のキーポイント 第2版」，学習研究社，1883．
2) 石塚睦子 監修，「看護学生クイックノート」，照林社，2009．
3) 石塚睦子 編，「潜在看護師復職支援テキスト」，へるす出版，2007．
4) 石塚睦子，「別冊プチナース 注射の基本がよくわかる本」，照林社，2004．
5) 石塚睦子，黒坂知子，「注射の基本がよくわかる本」，照林社，2008．
6) 石塚睦子，黒坂知子共著，「わかりやすい与薬 第5版」，医学評論社，2013．

Q・11　注入時の観察点について教えてください．

　　刺入部の腫れや刺入部遠位のしびれや痛みは，点滴漏れの徴候として重要です．薬剤については，薬効や副作用の出現をみることが重要ですし，輸液や多量の点滴の場合は，血圧や尿量・尿性状の変化にも注意が必要です．

Q・12　注入する薬液の吸収経路は？

　　注射ガイダンス（P19）を参照してください．

Q・13　点滴静脈注射部位を，何分位圧迫すれば止血しますか？

　　通常2～5分で止血します．

Q・14　静脈注射部位をマッサージしない理由を教えてください．

　　静脈注射の「気をつけよう　マッサージについて」（P47）を参照してください．

与薬コラム　用法用量と薬の飲み合わせ

食前，食後とは食事からどれくらい時間を空けますか？　食間とは食事中のことですか？

　内服薬の処方には，必ず1日の服用回数や「食前」「食後」「食間」「就寝前」など，用法についての指示があります．食事を基準に指示されることが多い理由の一つは，食事が人の基本的な生活習慣だからです．また1日3回の食事時間に添って内服することで，飲み忘れを防止することが挙げられます．

　食前，食後の薬剤は食事前後30分以内に内服するようにします．食間とは，食事と食事の間のこと．食事後おおよそ2～3時間の空腹時に服用するようにします．よく間違われますが，食事中のことではありません！

食後に内服する薬を食前に内服した時の問題は？

　内服薬の処方が食事を基準にされることが多い理由は，飲み忘れの予防だけではありません．作用自体が食事と関係する薬剤もあります．例えば，糖尿病治療薬は，食後血糖値の上昇に合わせて作用が発現するようにするために，食直前に飲むようになっています．逆に，非アスピリン性鎮痛薬（NSAIDs）などは，胃に内容物がある方が，胃酸分泌作用による影響が少ないため，食後に内服するようにします．

　また，薬剤によっては，食事成分の吸収に影響が出るものがあります．吸収をよくするために食後すぐに飲むよう指示されている薬を食前に飲めば，十分な効果は得られません．逆に，食物や胃酸の影響を避けるために，食前に内服する薬剤もあります．血中濃度の一定化のために，食事と無関係に与薬時間が指定されている場合もあります．

炭酸飲料などの酸性飲料

　マクロライド系抗生物質は非常に強い苦味があるため，飲みやすくするための加工がされているものがあります．たとえば，小児用製剤の「クラリスドライシロップ（一般名：クラリスロマイシン）」は，pH 6.5以下になると溶けだすようにコーティングされています．胃に入るまで苦味を感じないための工夫ですが，炭酸飲料，スポーツ飲料，果実ジュースはいずれも強い酸性なので，苦味が出て，かえって飲みにくくなります（図I－ⅲ－45）．

　その他，酸性飲料で飲むと影響が出る例として，コーラとアスピリン（アスピリンの吸収が低下），コーラとイトラコナゾール（イトラコナゾールの吸収が増加）などがあります．

牛乳

　テトラサイクリン系抗生物質やニューキノロン系抗菌薬を牛乳で飲むと，牛乳に含まれているカルシウムと薬の成分が結合して薬の吸収が低下し，効果が弱まります．最近はカルシウムを多く含むミネラルウオーターなども出回っているので，注意が必要です．

図Ⅰ-ⅲ-45

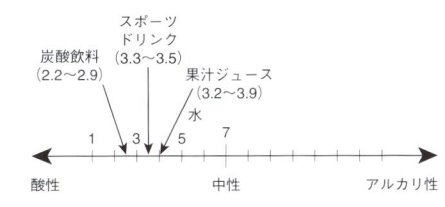

【出典】http://yama-yaku.or.jp/guest/soudan/kusuri_index.htm を参照に作成

　また，牛乳に含まれる乳脂肪により，脂溶性ビタミン剤などで吸収が増し，作用が強まることがあります．

グレープフルーツジュース

　グレープフルーツジュースに含まれる成分が薬物代謝酵素（CYP3A4）を阻害するため，グレープフルーツジュースで飲むと薬の作用が増すことや，副作用が出ることがあります．降圧薬のカルシウム拮抗薬や，免疫抑制薬のシクロスポリンが特に有名です．

お茶

　以前は，鉄剤はお茶で飲まないように説明されていました．これは，お茶に含まれるタンニンが鉄と結合して，腸からの吸収を妨げると考えられてきたためです．しかし，最近の研究で，お茶に含まれる程度のタンニンでは鉄の吸収にほとんど影響を与えないことがわかってきたため，最近ではお茶を禁止する必要はないと考えられています．

Ⅱ 栄養

中心静脈栄養法

■ 鎖骨下静脈からの穿刺の場合
■ 必要物品の準備

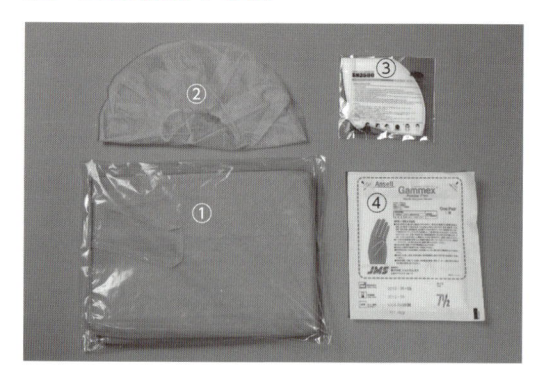

① 滅菌術衣（医師用・看護師用）
② キャップ　③ マスク　④ 手袋
ゴーグル（必要時）

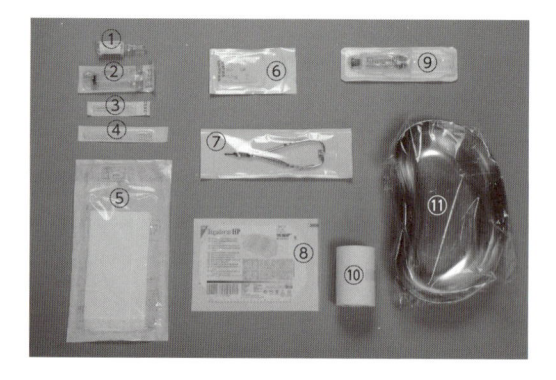

① 局所麻酔薬
　（1%キシロカイン，1%塩酸プロカインなど）
② 10 mLシリンジ　③ 18G注射針
④ 23Gカテラン針　⑤ 滅菌ガーゼ　⑥ 縫合針
⑦ 持針器　⑧ 透明ドレッシング
⑨ ヘパリン加生理食塩液
⑩ 伸縮性のある布テープ
⑪ 膿盆

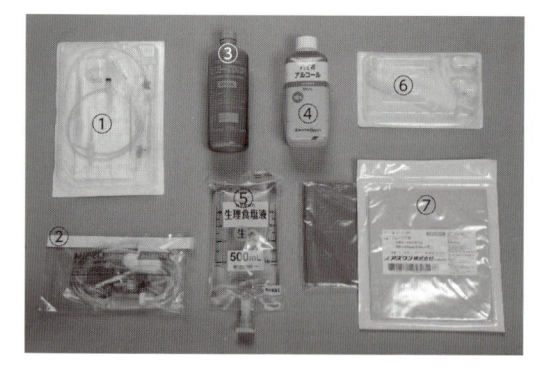

① 中心静脈カテーテルセット
② 輸液用フィルターセット　③ ポピドンヨード
④ ハイポアルコール　⑤ 生理食塩液
⑥ 処置セット（綿球・鑷子・ガーゼ）
⑦ 処置シーツ

解剖生理の視点

Q・1 中心静脈栄養法はどのような患者さんに行いますか？

　経口摂取が困難なケースや，栄養が不十分な状態が長期間続く患者さんでは，通常まず末梢血管からの輸液が行われます．2週間ほど様子をみて経口摂取が無理な場合や，栄養が不十分なようであれば，中心静脈栄養か経管栄養（経腸栄養）に切り替えます．ショック患者などで，末梢の血管確保が難しく，急速な輸液や薬剤の投与が必要となる場合に，緊急に行われることもあります．経腸栄養の種類はP73 栄養コラム「経腸栄養剤の種類は？」を参照してください．

Q・2 中心静脈栄養法では高濃度・高浸透圧の栄養（高カロリー輸液）が投与できるのはなぜでしょう？

　輸液だけで必要な栄養を賄うためには，末梢静脈から点滴する輸液剤の3～6倍の高い濃度の輸液剤が必要となります．しかし濃度が濃すぎると末梢静脈からの投与では血管痛を生じ，血栓性静脈炎によって静脈が閉塞してしまいます．末梢の静脈が耐えられる濃度で輸液量を増やせばいいのではないか？と思われるかもしれませんが，仮に末梢静脈を傷めない濃度の輸液で十分な栄養を与えようとすると，成人で1日5～7Lもの大量輸液が必要となります．そうすると，腎が水分を尿として排泄しきれなくなるため，血液が薄くなり，循環量が増加し心臓に負荷がかかり肺水腫を起こすおそれもあります．1日に体に入れられる輸液量には限度があるのです．従って，高濃度（ブドウ糖なら10％以上）の輸液投与は末梢の静脈を傷めないように，毎分2～3Lと太くて血流の多い上大静脈にカテーテルを刺入して行います．

■ 薬液準備

挿入した中心静脈カテーテルにすぐに輸液が開始できるように，指示された輸液剤を準備する．

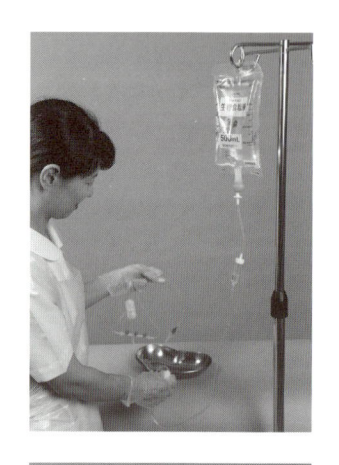

■ 患者の準備，医師の準備

安楽で穿刺のしやすい体位をとる．内頸静脈穿刺，鎖骨下静脈の穿刺の場合は，ベッドを水平にして仰臥位とし，患者の顔を穿刺部位と反対にする．さらに血管を怒張させるために医師の指示により下肢を挙上するか，骨盤高位（トレンデレンブルグ体位）をとる．

施行医は，マキシマルバリアプリコーション（高度無菌遮断予防策）で実施する．

中心静脈カテーテルの挿入時は，カテーテル関連血流感染を防ぐため，無菌的操作で行う．

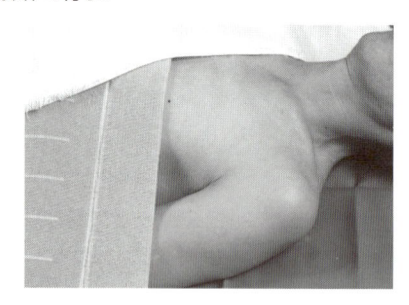

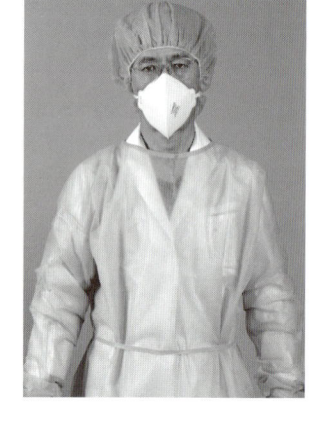

写真は，左鎖骨下静脈から穿刺していますが，一般的には右側を穿刺するケースが多いです．

■ 中心静脈カテーテルの挿入介助

1．清潔区域を作り，看護師は必要物品を清潔区域の外から渡す

中心静脈カテーテル，縫合糸，ヘパリン加生食，滅菌ガーゼなどは医師の手の届きやすいところに準備する．

清潔区域でスキントレイを広げ，看護師は必要物品の準備を介助する．

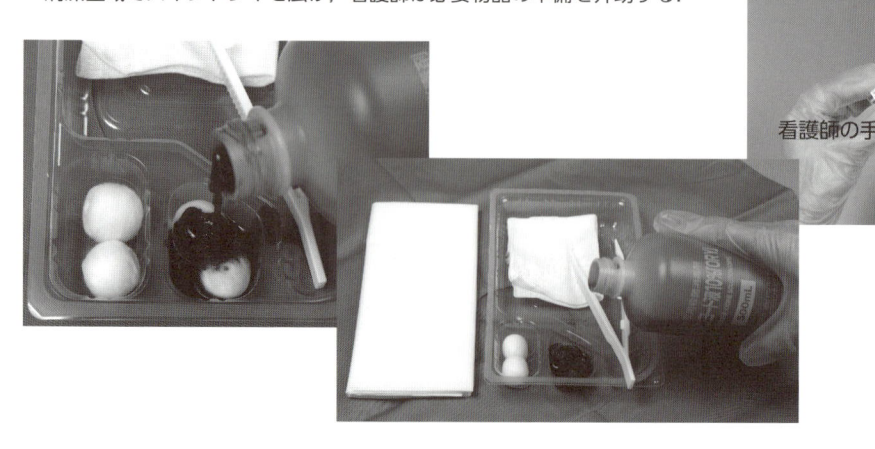

医師が表面麻酔薬の吸い上げを行うのを看護師は介助する．カテーテルにヘパリン加生食を満たすための準備や，消毒用ポピドンヨード綿球を用意するのを看護師は介助する．

Q・3 中心静脈とはどこの静脈ですか？

中心静脈は，大静脈・上下大静脈などの心臓に近い静脈の総称です．どこの静脈から刺入してもこれらの静脈には到達しますが，1）血管が太く，2）皮下に近く，皮膚表面からできるだけ短い距離で中心静脈に到達する静脈が，刺入部位として適切です．具体的には，右側の鎖骨下静脈，内頸静脈，大腿静脈が主に用いられます．

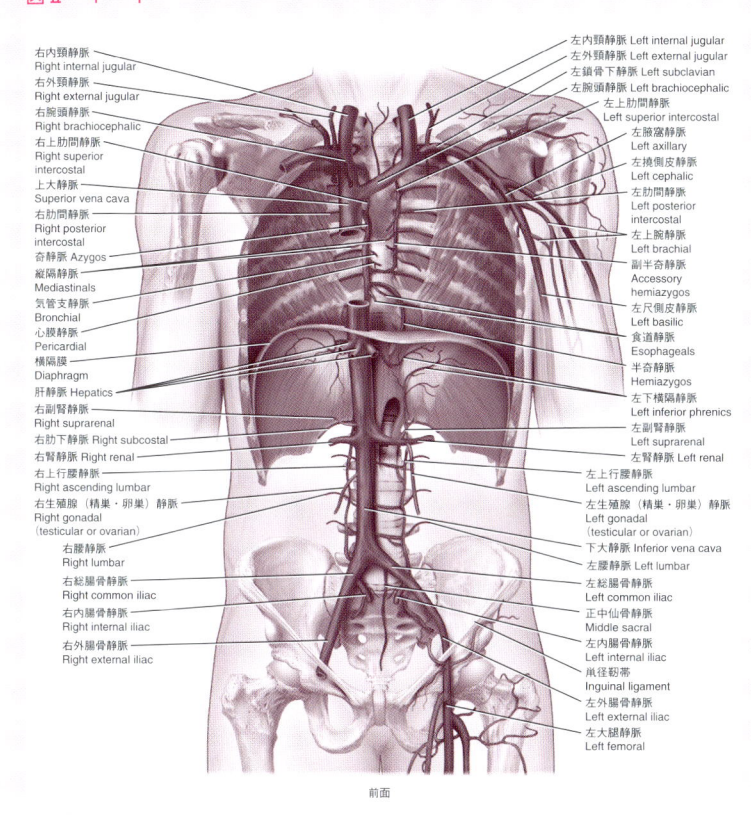

図Ⅱ-ⅰ-1

【出典】「トートラ人体の構造と機能 第4版」P865 図 21.26

Q・4 穿刺する血管は，左右どちらが選択されますか？

鎖骨下静脈・内頸静脈・大腿静脈のいずれも，患者さんの右側を原則として選択します．刺入部位に右側が用いられるのは，上大静脈，下大静脈が左側にあり，右側から刺入した方がより心臓に近く，まっすぐにカテーテルを進められることによります．また，医師の利き手が右手である場合，穿刺針を右手に持って患者の右側を穿刺する方が容易に操作できることも理由の一つです．

また，鎖骨下静脈の場合は，左鎖骨下静脈は胸管に近いので，その損傷を避ける意味もあります．ただし，鎖骨下静脈からの穿刺では，気胸の合併症の危険性があります．左肺の換気障害があるケースは，右鎖骨下からの穿刺をして右肺まで気胸になっては困りますので，内頸静脈からの穿刺を選択します．

2. 穿刺部位の消毒をし，滅菌穴あきシーツで覆う

> これからカテーテルを挿入する部位を消毒します．その後，シーツで覆います．

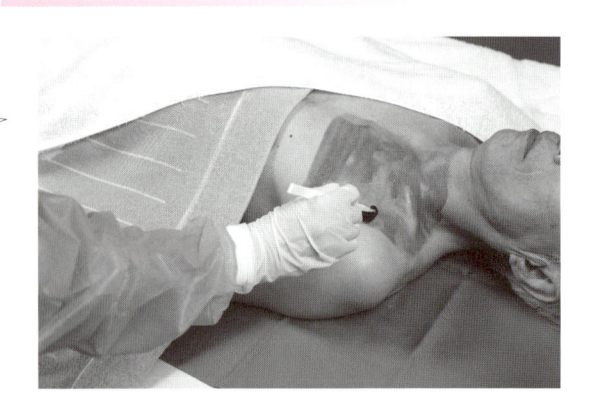

3. 局所麻酔

> 皮膚の表面に麻酔薬を注射します．ちょっとチクっとします．

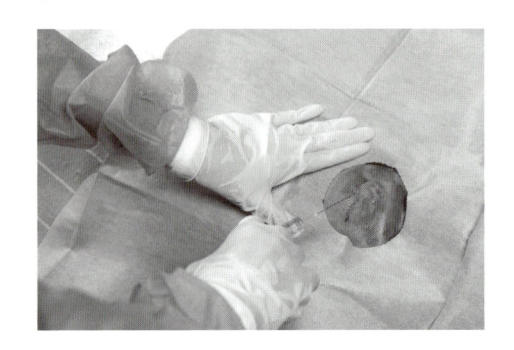

4. 穿刺針で鎖骨下静脈を穿刺し，血液の逆流を確認する

図Ⅱ-i-2

> もう一度針を刺します．

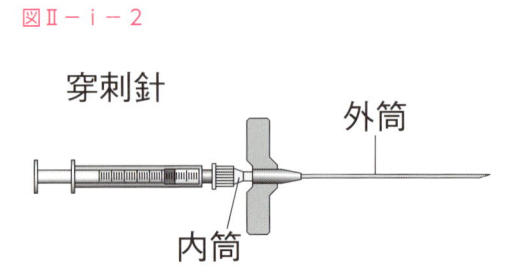

穿刺針
外筒
内筒

5. 穿刺針の外筒からカテーテルを進め，必要な長さの挿入ができたら，穿刺針の外筒を抜去する

> それではカテーテルを挿入していきます．

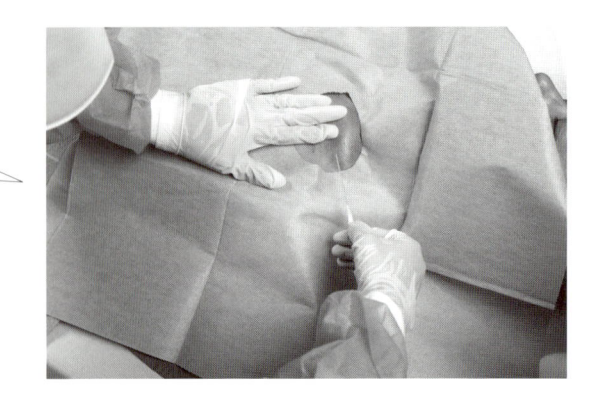

Q・5 それぞれの刺入部位の長所・短所は？

鎖骨下静脈

感染のリスクが他の箇所と比べて低く，固定しやすいので，管理がしやすく，患者の負担が少ないという利点があります．このため，長期留置が必要な患者によく用いられます．一方で，気胸や鎖骨下動脈穿刺を起こすリスクが高く，誤って動脈を穿刺した時に圧迫止血が困難なことなどが短所となります．

内頸静脈

内頸静脈は鎖骨下静脈に比べ気胸発生の危険が少ないです．また，手技上も鎖骨下静脈よりもカテーテル挿入が容易です．このため，最近では第一選択とされることが多いです．しかし，内頸静脈の周囲には，総頸動脈，気管，腕神経叢，椎骨動静脈など，多くの重要な構造物があり，合併症を生じた場合に重症となる危険性が高いです．また，固定が難しいことも難点で，意識のある患者では，頸部のカテーテルは首の動きの邪魔になり，苦痛となります．

大腿静脈

もっとも穿刺が容易で，ショックや心肺蘇生時などの緊急時によく選ばれます．しかし，大腿動脈の誤穿刺の危険がある他，陰部に近いため清潔を保ちにくく，挿入するカテーテルが長くなるため，感染を起こしやすいのが難点です．また，施行中は歩行が難しく，下腿の屈曲やカテーテルによる血栓のリスクもあるため，長期留置には向きません．

6. カテーテルを皮膚に縫合する

> カテーテルが抜けてこないように皮膚に固定します．

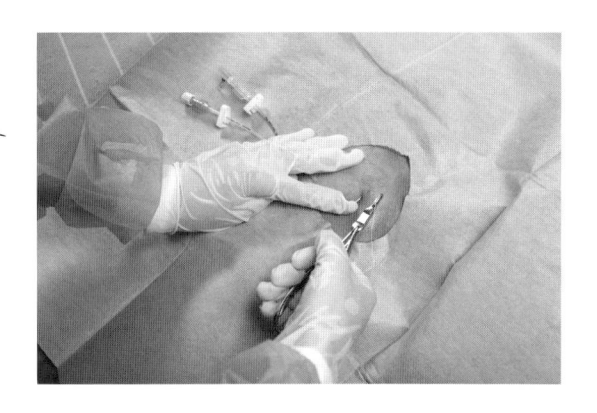

7. 生理食塩液の輸液剤を，挿入した中心静脈カテーテルに接続し，滴下を確認する

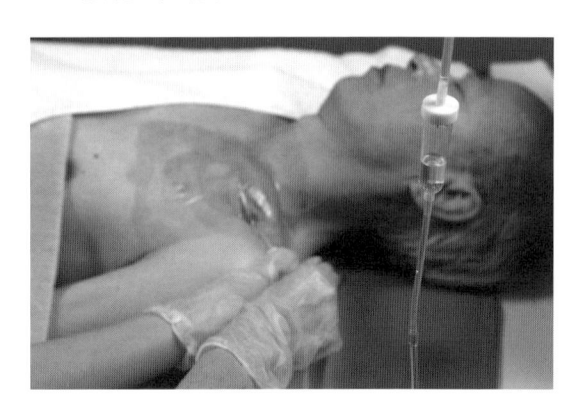

8. 刺入部の観察が行いやすいように透明ドレッシング剤で覆い固定する

ポピドンヨードによる消毒部分のヨードを除くためにハイポアルコール綿で清拭する．
カテーテルが患者の体の動きで引っ張られて抜けないように固定用絆創膏で固定する．

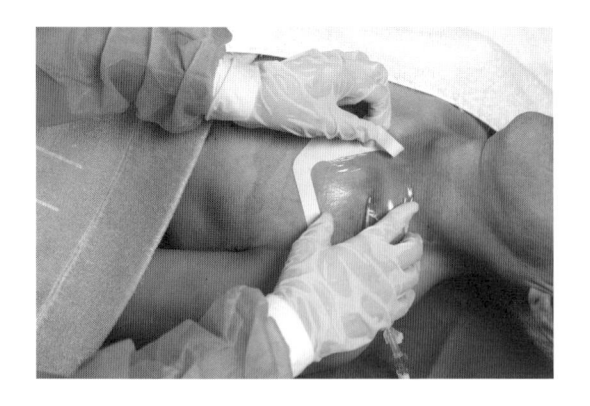

9. 呼吸音の聴取，胸部X線検査を行う

参考文献：猪又克子，清水 芳 監修，「臨床看護技術パーフェクトナビ」，P86～101，学習研究社，2008．

Q・5 カテーテル挿入後に呼吸音の聴取など，バイタルサインの確認や胸部のX線撮影を行う理由はなぜでしょうか？

　カテーテル先端の位置を確認するとともに合併症としての気胸の有無を確認するためです．他の合併症（血栓形成・塞栓・血胸）の有無なども確認します．

図Ⅱ-i-3

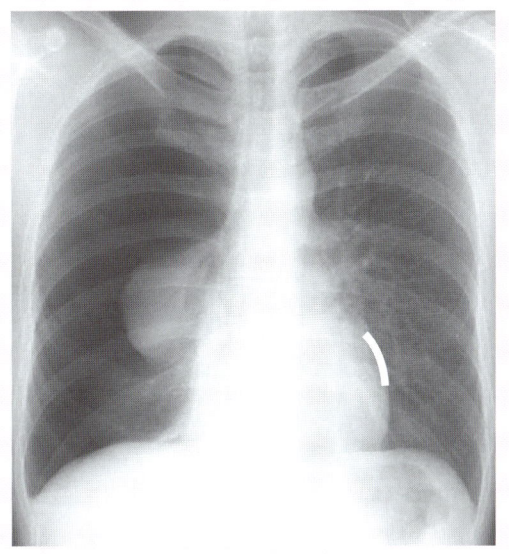

図Ⅱ-i-4

画像提供：（気胸）JA神奈川県厚生連相模原協同病院　呼吸器外科部長渡邊健一氏

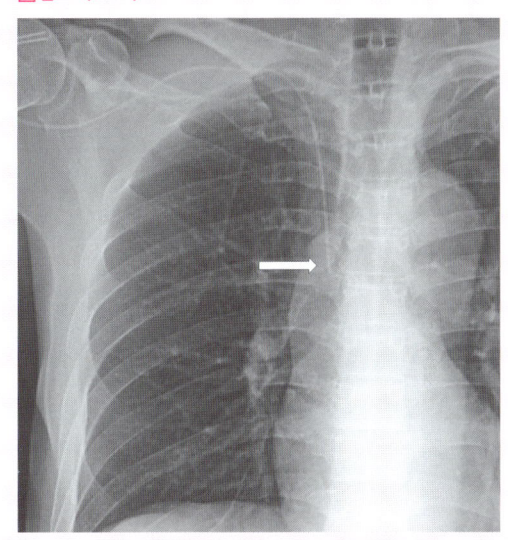

【出典】（カテーテル）井上善文，「輸液・静脈栄養の管理の実際とコツ」有限会社フジメディカル出版 P117 図17.1，「鎖骨下穿刺時，CVC先端の適正位置」

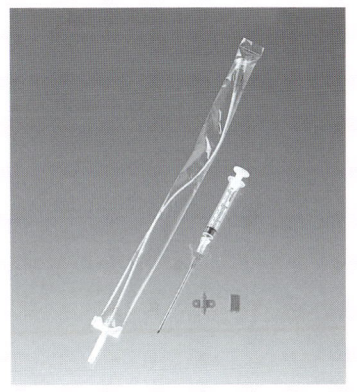

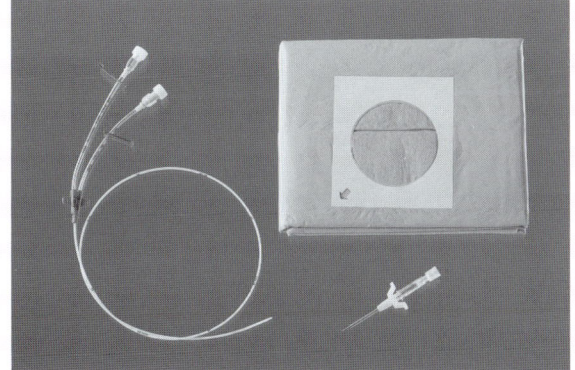

（ダイレクト・パンクチャー法で使用するカテーテル）（左）「シングルルーメン」，（右）「ダブルルーメン」
画像提供：日本コヴィディエン株式会社

※「中心静脈栄養法」の鎖骨下穿刺の場合は，ダイレクト・パンクチャー法とセルジンガー法がありますが，今回説明しているのはダイレクト・パンクチャー法です．

中心静脈栄養法

経鼻経管栄養チューブの挿入

■ 必要物品の準備

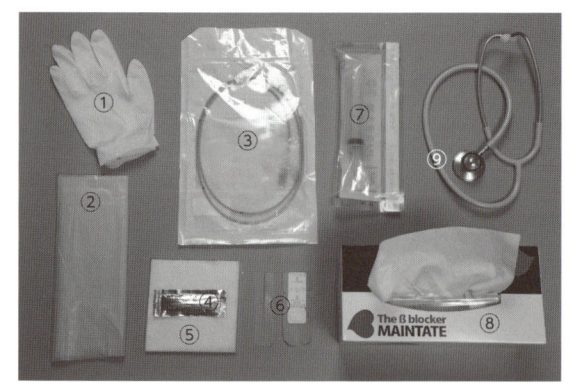

① 手袋　② エプロン　③ 経鼻経管栄養チューブ
④ 潤滑剤ゼリー　⑤ ガーゼ　⑥ 固定用テープ
⑦ カテーテルチップ（シリンジ）
⑧ ティッシュペーパー　⑨ 聴診器

■ 経鼻経管栄養チューブの挿入介助

1. 患者に説明し，準備をする

　看護師は手洗いをし，エプロン，手袋を着用する．
　患者の上半身を挙上し，顔の下にタオルを敷き，ガーグルベースンを準備する．

> 栄養剤を注入するためのチューブを鼻から入れます．

2. チューブの準備

　経鼻胃チューブの袋を開封し，チューブの先端4〜6cmのところに潤滑剤のゼリーを塗布する．

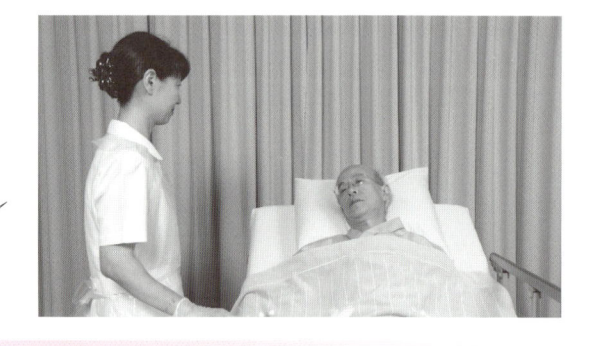

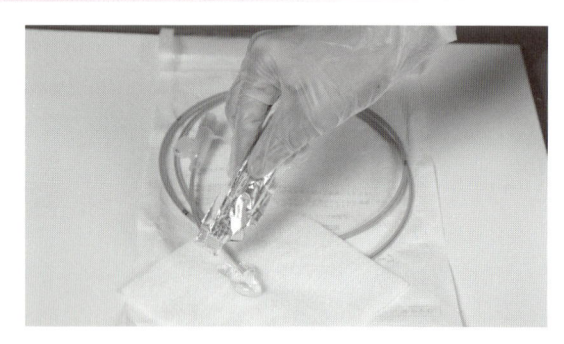

3. チューブの挿入

　ファウラー位とし，鼻孔のチューブ挿入側とは反対側に頸部を回旋し，下顎を挙上させ，チューブを静かに挿入する．10cm程度挿入したところで，患者に声をかけ，下を向いてもらう．チューブの先端が咽頭に達した段階で，患者に「ゴックン」と飲みこんでもらい，嚥下のタイミングに合わせて，チューブを挿入する．

> 鼻からチューブを挿入していきますので，楽に呼吸をしていてください．

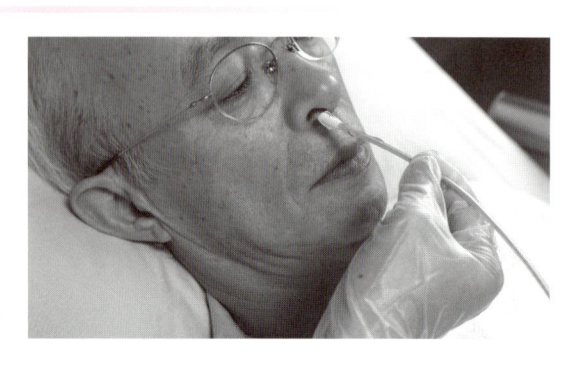

解剖生理の視点

Q・1　経管栄養法はどのような患者さんに行いますか？

　経口摂取が困難なケースや，栄養が不十分な状態が長期間続く患者さんには，通常，まず末梢血管からの輸液が行われます．

　2週間ほど様子をみて経口摂取が無理な場合や，栄養が不十分であれば，中心静脈栄養か経管栄養（経腸栄養）に切り替えます．経管栄養は，中心静脈栄養と比べて，

1）より生理的な方法で，消化管の残存機能が活かされる
2）重篤な副作用が比較的少ない
3）厳重な無菌操作が必要ない
4）コストが比較的安い

といった利点があります．

　欠点は

① 中心静脈と同じく口から食べる楽しみや，味覚を感じることがなくなる．
② チューブ挿入に伴い鼻腔・咽頭などに違和感・苦痛がある．

などです．

Q・2　経管栄養の種類と方法は？

　経管栄養は大きく，経鼻法と経瘻孔法（胃瘻法，腸瘻法）に分かれます．経管栄養で多く実施される方法は，経鼻胃管栄養法と胃瘻栄養法（PEG[1]）です．手技的により容易に実施できるのは経鼻胃管栄養法で，胃管の挿入は看護師にもできます．経鼻胃管栄養法は経管栄養が長期間続いている場合や，在宅や施設などで療養する場合などに行われています．

Q・3　経管栄養が禁忌となる患者さんは？

　腸閉塞や激しい下痢，あるいは重症急性膵炎など，消化吸収障害が著しい患者さんは，経管栄養が行えず，経静脈栄養の適応となります．また，大量の消化管出血，消化管穿孔や，炎症性腸疾患の活動期など，重度の消化管の傷害がある患者さんも，経管栄養は禁忌となります．

---

[1] PEG（ペグ）とは Percutaneous endoscopic gastrostomy の略です．胃瘻を造設する方法の1つで「経皮内視鏡的胃瘻造設術」のことです．

4. 確認
チューブが口の中でとぐろを巻いていないかを，口を開けてもらい確認する．

> 大きくお口を開けてください．

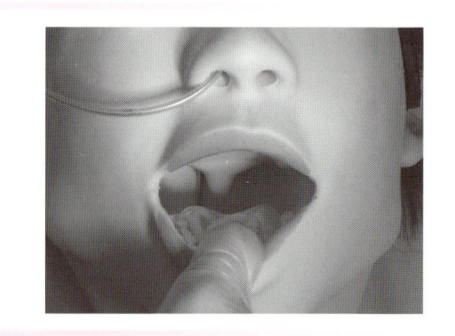

5. チューブの固定
固定用のテープで，チューブが鼻孔の周りに強く接しないように固定する．チューブが強く鼻孔に当たると，圧迫によって発赤，潰瘍などの皮膚トラブルを生じやすい．

> チューブが抜けてこないように，鼻にテープで固定します．

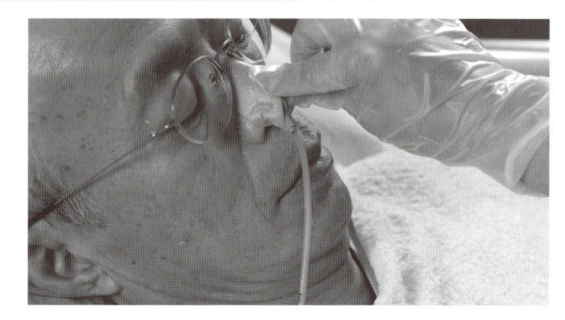

6. ガイドワイヤを抜く
チューブを固定した後，ガイドワイヤ（入っている場合）を手に巻きつけながら抜去する．

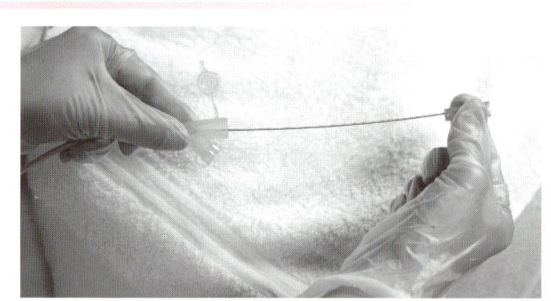

7. 挿入位置の確認
カテーテルチップ（シリンジ）内の空気を約10 mL注入して，心窩部に当てた聴診器で気泡音が聴取できるかを確認する．
チューブにカテーテルチップを接続し，胃液を吸引する．pH試験紙で吸引液が胃液であることを確認する．

> チューブの先端がきちんと胃の中に入っているか，空気を入れて音を確認します．

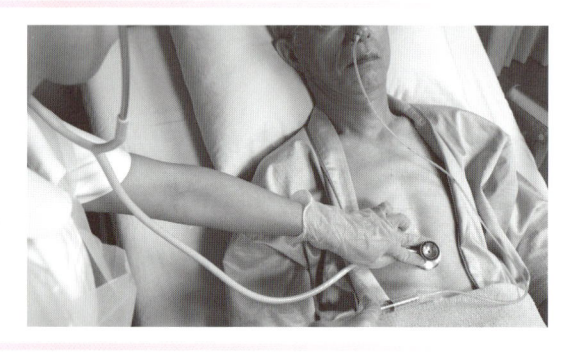

8. チューブの固定
頬に1枚下地になるようにテープを貼ったのち，その上からチューブを固定する．

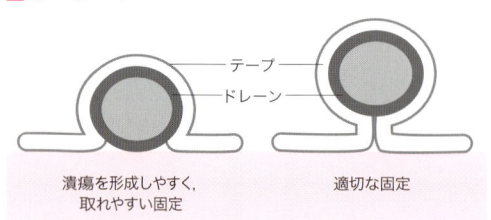

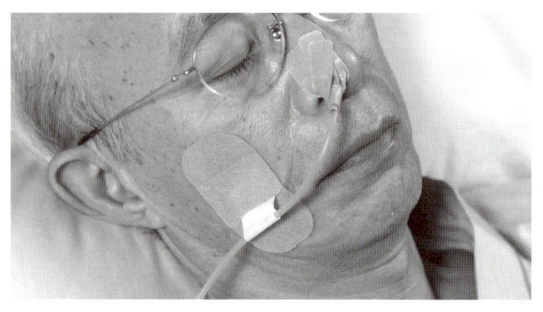

図Ⅱ-ⅱ-1

テープ
ドレーン

潰瘍を形成しやすく，取れやすい固定　　適切な固定

Q・4　経鼻胃管（チューブ）はどれだけ挿入すればよいですか？

チューブは胃に入るまでに、鼻腔、咽頭（鼻部、口部、喉頭部）、食道を通過します。成人の咽頭の長さは、約10 cm、食道は約25 cmとされています。これに鼻腔・口腔の長さを加えると、約45 cmで噴門部に到着することになります。従って、チューブを挿入する長さは、約50 cmがひとつの目安となります。体表からこの距離を把握するには、鼻の先端から耳介までの距離を計り、次に、耳介から剣状突起までの距離を計ります。この2つを足した距離が、口から胃までのおおよその距離となります。

図Ⅱ-ⅱ-2

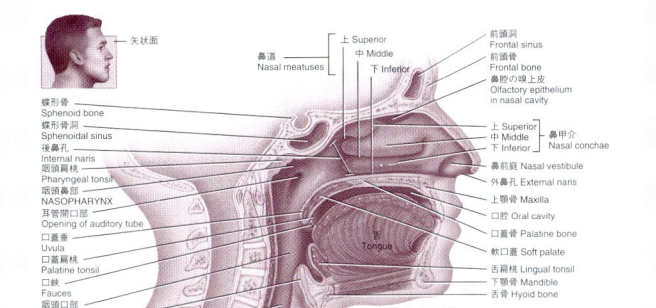

【出典】「トートラ人体の構造と機能 第4版」P933 図23.2（b）

図Ⅱ-ⅱ-3

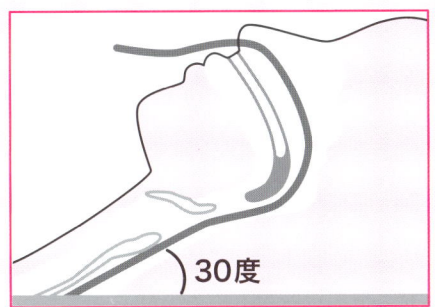

【出典】http://www.kana-kango.or.jp/img/210319.pdf を元に作成

Q・5　チューブ挿入時に患者さんの顎を挙上するのはなぜでしょうか？　10 cm程度挿入したところで下を向いてもらう理由は？

咽頭は鼻腔・口腔の背部を縦走しており、鼻腔とほぼ直角です。顎を挙上することで、喉頭が狭くなり、鼻腔から咽頭にチューブが入りやすくなります。また、気管は食道の前面にあります。顎を挙上したままだと、気管が食道を圧迫しますが、咽頭に達したところで頭部を前屈させると、喉頭が重力の影響で動き、食道が開きやすくなります。

Q・6　チューブ挿入時に上半身を挙上するのはなぜでしょうか？

舌根部や咽頭粘膜にチューブが触れると、軟口蓋が挙上し、舌根部が後退し、咽頭が絞扼（閉鎖）する反射が起こります。これを絞扼反射（催吐反射）と言い、食道以下の消化管での嘔吐反射に相当するものです。上半身を挙上するのは、嘔吐による誤嚥を予防するためです。

Q・7　誤って気管にチューブが挿入されてしまった時に出現する症状は？

咳き込みや呼吸困難、チアノーゼなどが起こります。これらの症状が現れた時には、すぐにチューブを抜去するようにしましょう。

経鼻経管栄養法の実施

■ 必要物品の準備

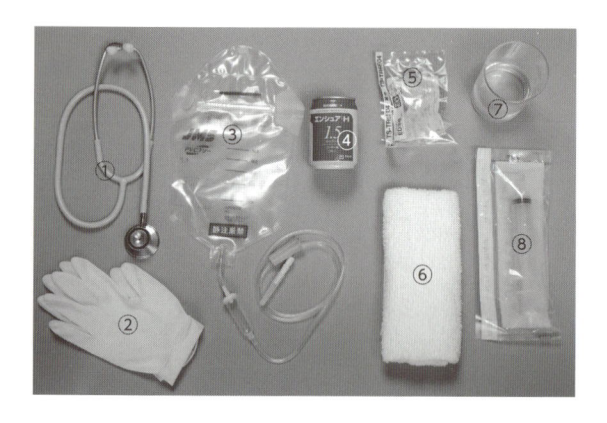

① 聴診器　② 手袋
③ 栄養セット（イリゲーター）　④ 経腸栄養剤
⑤ 三方活栓　⑥ タオル
⑦ 微温湯 20～30 mL
⑧ カテーテルチップ（シリンジ）

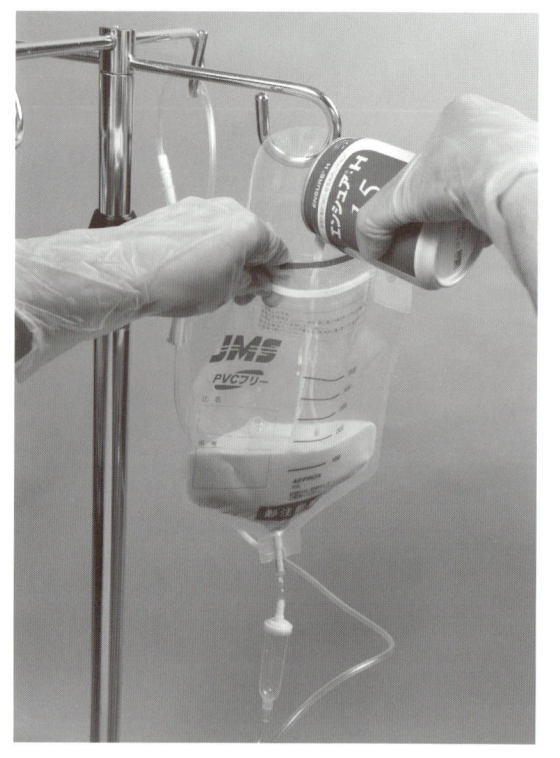

■ 経鼻経管栄養剤の注入介助

1. 患者に説明し，確認を行う

体位を上半身挙上とする．栄養剤は注入時までに常温程度に温める．

> お名前をフルネームで言ってください．

> これから鼻のチューブから栄養剤を注入します．

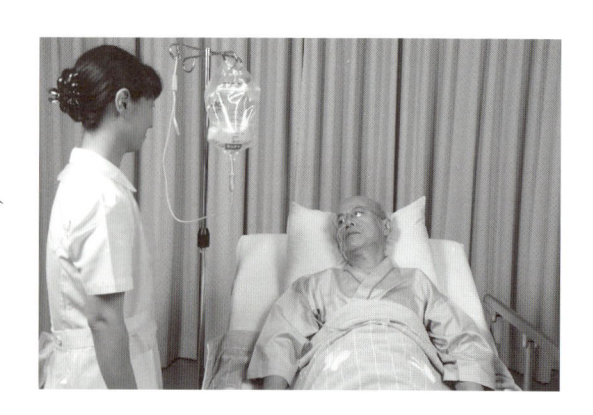

Q・1 チューブが胃の中に届いた確認は？

経鼻胃管の気管内への誤挿入は1〜5％と報告されています[1]．確認する方法は3つあります．

① 気泡音で確認する方法．
② 胃液を採取し，そのpHを測定．
③ 胸部レントゲン撮影による確認．
④ CO_2検出器による確認．

チューブ挿入後は，正しく胃の中に留置できているか，複数の方法を組み合わせて確認することが望まれます．

図Ⅱ-ⅲ-1

確認方法

1-①．聴診器を心窩部に宛て，空気を注入（各10〜20 mL）し，気泡音（ゴボッ）が聴こえるかを確認しましょう．

1-②．吸引によるpH確認[2]．

図Ⅱ-ⅲ-2

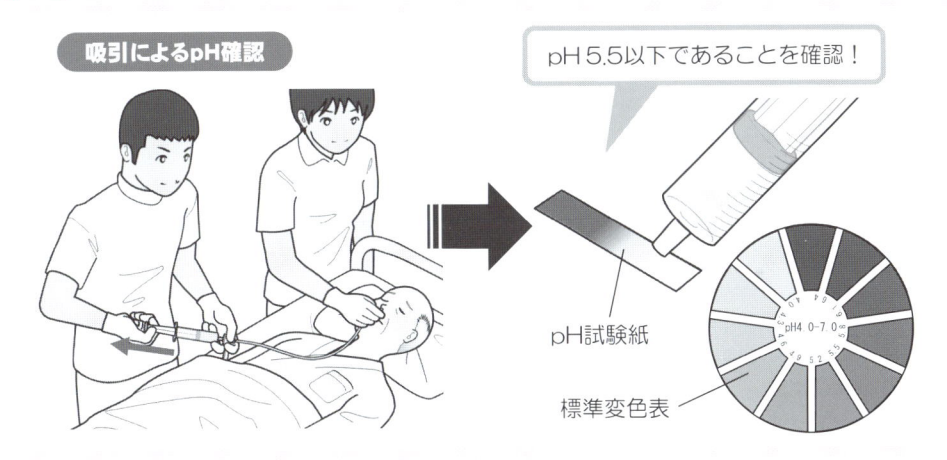

吸引によるpH確認

pH5.5以下であることを確認！

pH試験紙
標準変色表

吸引された内容物が，胃の内容物かどうか，pH試験紙で確認しましょう！

＊リトマス試験紙では正確なpHを測定することができないので，pH確認にはpH試験紙を使用するようにします．

Q・2 栄養剤を温めるのはなぜでしょう？

栄養剤が冷たすぎると，胃の蠕動運動が亢進し，下痢を誘発することがあります．逆に温めすぎると熱傷が懸念されます．

【出典】：[1] McWey, R.E., Curry, N.S., Schabel, S.I., Reines, H.D., Complications of nasoenteric feeding tubes. Am. J. Surg. 1988 Feb;155(2):253-7
[2] 医薬品医療機器総合機構 PMDA医療安全情報 No.42 2014年2月「経鼻栄養チューブ取扱い時の注意について」
（http://www.info.pmda.go.jp/anzen_pmda/file/iryo_anzen42.pdf）
参考文献：公益社団法人日本看護協会医療・看護安全管理情報 No.8「経鼻栄養チューブの誤挿入・誤注入を防ぐ」

2. チューブの留置位置を確認する

> チューブの先端が胃の中にあることを空気を入れて音を確認します．

> または，チューブの先端が胃の中にあることを胃液を吸引して調べます．

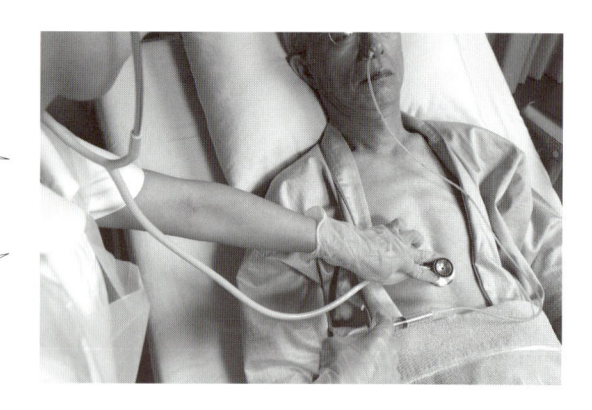

3. チューブと栄養剤を接続し，注入速度を調節する

> 栄養剤を注入していきます．

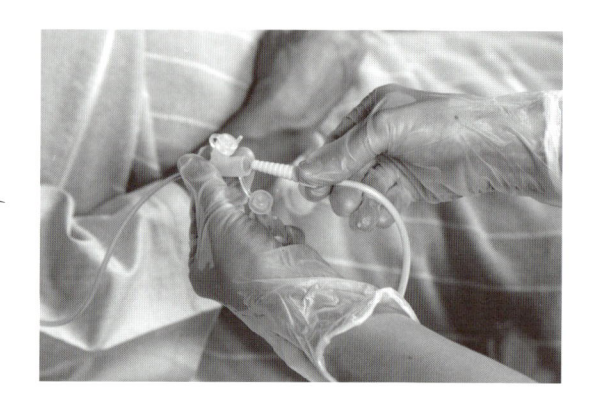

4. 注入が終了したら，微温湯を約 20 mL 流し，チューブを洗浄する

> 栄養剤の注入が終了したので，チューブにお湯を流してきれいにします．

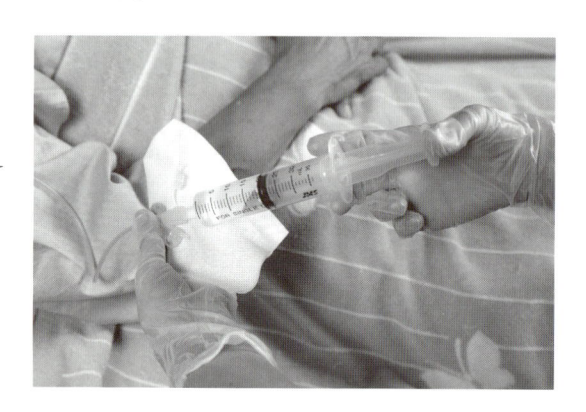

参考文献：猪又克子，清水 芳 監修，「臨床看護技術パーフェクトナビ」P282 ～ 297，学習研究社，2008．

Q・3 注入するのに適した速度は？

クレンメを開き，注入速度を調節します．注入速度は，1時間に200〜400 mL程度．注入開始直後は，異常の早期発見のために，嘔気呼吸状態などを観察します．

悪心や下痢がみられる場合は，注入速度を落とすか，一時停止をして様子をみましょう．

気をつけよう　使用後の洗浄について

終了後にチューブに微温湯を流し，洗浄するのはチューブ内に栄養剤が残っていると，細菌の繁殖を起こし，感染源やルートの閉塞の原因となる可能性があるためです．

栄養コラム　経腸栄養剤の種類は？

経腸栄養剤は，医薬品と食品に分かれていますが，成分に大きな差異はありません．成分の消化の程度により，以下の4種類に大きく分かれます．

天然濃厚流動食（食品：オクノス流動食品A，オクノスNT-5など）

天然の食品をブレンドし，水分を減らして1 mL当たり1 kcal程度にまで濃縮しています．必要な栄養素が含まれ，栄養価も高く，消化機能が正常な患者に使用されます．主に胃内注入用．チューブが詰まりやすいことや，成分や衛生面での管理が困難なため，半消化態栄養剤に置き換わってきています．

半消化態栄養剤（医薬品：エンシュア・リキッド，エンシュア®・Hなど，食品：CZ-Hiなど）

天然の食品を加工し，タンパク質・ビタミン・微量元素などを配合した栄養剤．味覚の点で成分栄養剤より優れています．胃や腸管の運動機能が保持されていて，小腸に栄養素の吸収能力が十分にある（脂肪を含み，窒素源がタンパク質であるため消化が必要）場合に用いられます．

消化態栄養剤（医薬品：ツインライン，エンテルードなど，食品：ペプチーなど）

含まれるタンパク質は，タンパク分解物やアミノ酸など．成分栄養に比べて多少消化を必要としますが，残渣はほとんどありません．

成分栄養剤（医薬品：エレンタール，ヘパンEDなど）

成分栄養剤（Eremental Diet）を略しEDといいます．消化能が不要なアミノ酸を使用．脂肪をほとんど含まず，ブドウ糖が主体となっています．消化液の分泌がなくても，ほぼ完全に吸収されるので残渣はほとんどありません．

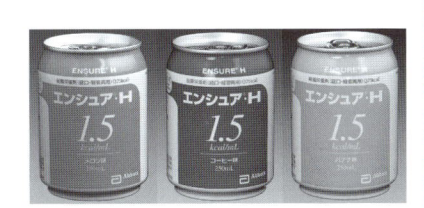

画像提供：半消化態栄養剤（「エンシュア®・H」〈メロン・コーヒー・バナナ〉アボットジャパン株式会）

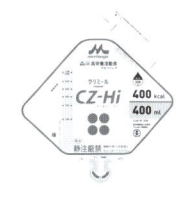

画像提供：半消化態栄養剤（「総合栄養食品CZ-Hiアセプパック」株式会社クリニコ）

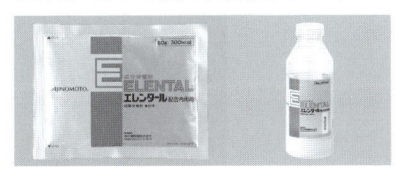

画像提供：成分栄養剤（「エレンタール®」味の素製薬株式会社）

III 排　泄

膀胱留置カテーテル

■ 必要物品と患者の準備

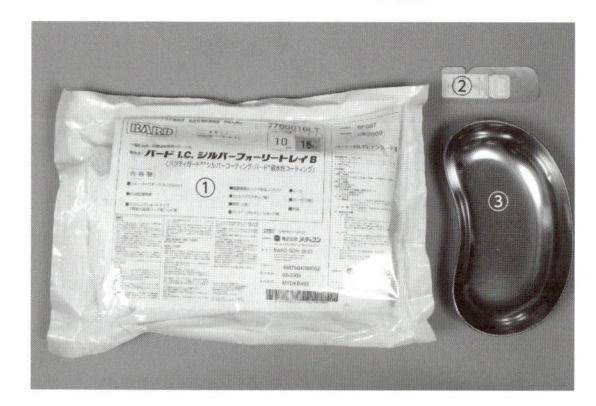

① 膀胱留置カテーテルキット（中身は中段で確認）
② 絆創膏　③ 膿盆

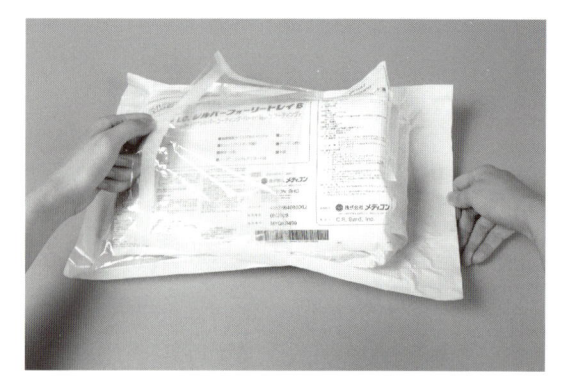

① 膀胱留置カテーテル　② 排液バッグ
③ 消毒液　④ 潤滑油　⑤ 鑷子　⑥ ガーゼ
⑦ 綿球　⑧ 滅菌蒸留水入り注射器
⑨ 滅菌ゴム手袋　⑩ 処置用シーツ

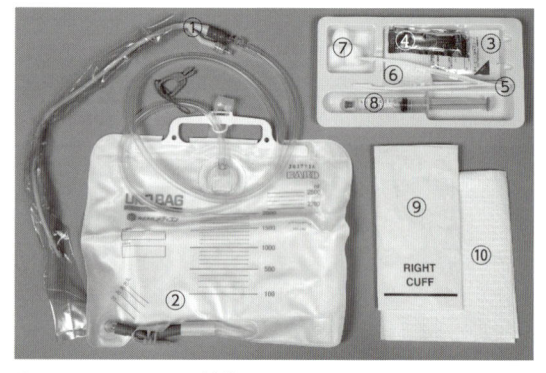

カテーテルキットの外袋を開ける．

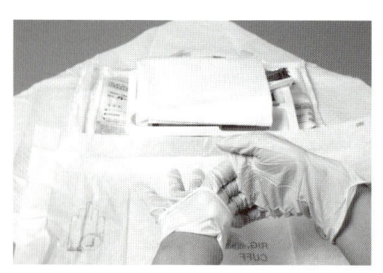

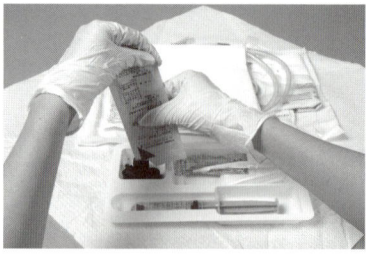

滅菌ゴム手袋をつける．　綿球に消毒液をかける．　潤滑油を滅菌容器に入れる．

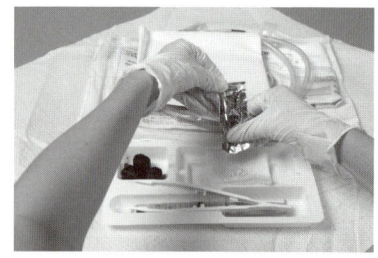

解剖生理の視点

Q・1　膀胱留置カテーテルは 14 〜 18 Fr を準備します．挿入する尿道の太さは？

　　外尿道口の直径はおおよそ 6 mm 程度で，1 Fr = 1/3 mm です．外尿道口より細くなければカテーテルが入りませんが，細すぎると弾力がなく，挿入後にカテーテルを進めにくくなります．なお，尿道自体の直径は約 10 mm です．膀胱に近い尿道口は尿道括約筋で締まっているので，それだけ細くなるのです．

Q・2　カテーテル先端や潤滑油，消毒薬の準備を無菌的操作で行うのはなぜですか？

　　腎臓から膀胱までの尿路は，正常だと無菌状態です．尿道から膀胱に細菌が入ると，膀胱炎や腎盂腎炎などの尿路感染症の原因となります．尿路感染は病院感染の約 36%を占めており，そのうち 66 〜 86%は尿道留置カテーテルなどの器具が原因です[1]．

---

[1] 【出典】http://www.city.sapporo.jp/hospital/worker/infection_ctrl/documents/05_1.pdf

■ 膀胱留置カテーテルの挿入方法

1. 患者確認後，目的・方法を説明

2. 姿勢・掛け物の準備

   腰の下に処置用シーツかバスタオルを敷く．下着をとる．
   足を開いてもらい，掛物やバスタオルで両足を覆う．
   不必要な露出は避ける．
   陰部が露出できる準備をしておく．

3. 物品の配置

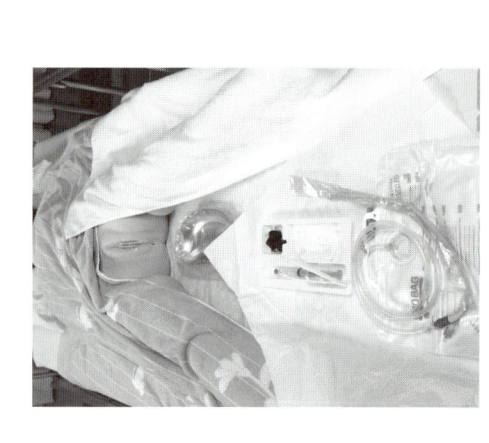

   患者の足元で滅菌セットを開き，必要物品を取りやすい位置に配置する．

4. 消毒

   ＜女性の場合＞　　　　　　　　　　　　＜男性の場合＞

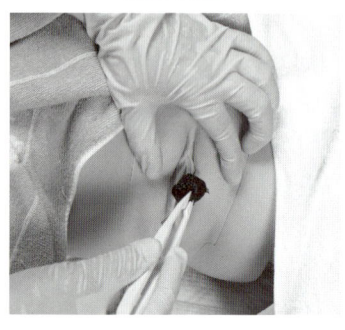

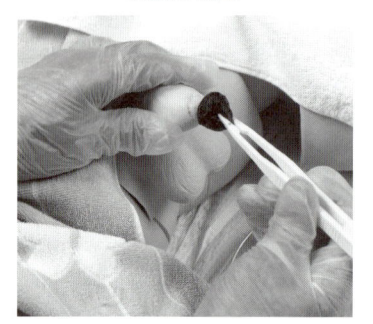

5. カテーテルに潤滑油を付けて挿入

   ＜女性の場合＞　　　　　　　　　　　　＜男性の場合＞

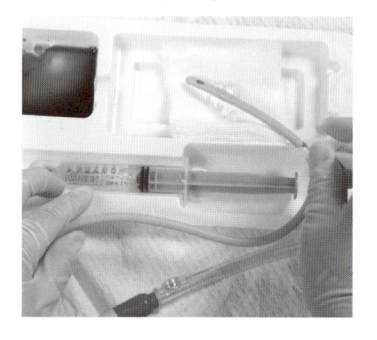

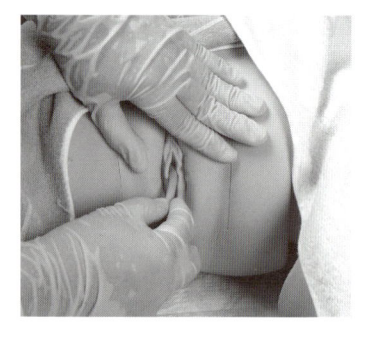

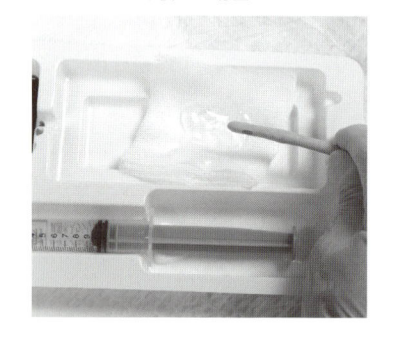

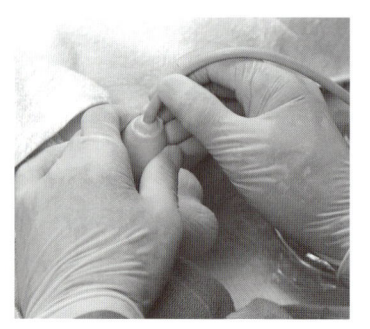

Q・3　膀胱留置カテーテルを行う状態は？

一般的に，次の場合に適応になります．

・尿路の閉鎖がある場合
・神経因性の尿閉がある場合
・泌尿器・生殖器疾患の術後に治癒を促進する場合
・重症患者の尿量を正確に把握したい場合

在宅では，次の適応基準が知られています．

表Ⅲ－ⅰ－1

絶対的適応	膀胱容量が 50 mL 以下（萎縮膀胱）の場合
準絶対的適応	100 mL 以上の残尿を認める場合あるいは尿閉（自己導尿が困難な場合）
相対的適応	夜間頻尿のため睡眠が障害される場合
	尿失禁のため皮膚炎や褥瘡が悪化する場合

【出典】http://zaitakuiryo.or.jp/kaisetsu/012

Q・4　カテーテル挿入前に陰部を消毒するのはなぜでしょう？

　カテーテル挿入では，カテーテルによって細菌を尿路に入れることがないように注意する必要があります．カテーテルや潤滑油を無菌状態にするのは当然ですが，尿道口周囲の皮膚に付着している患者自身の菌も尿路感染の原因になります．特に陰部は肛門に近いので，消化管の常在菌がカテーテルや陰部に付着しないよう注意が必要です．

Q・5　膀胱留置カテーテルの挿入の長さは，何cm？

図Ⅲ－ⅰ－1　　　　　　　　図Ⅲ－ⅰ－2

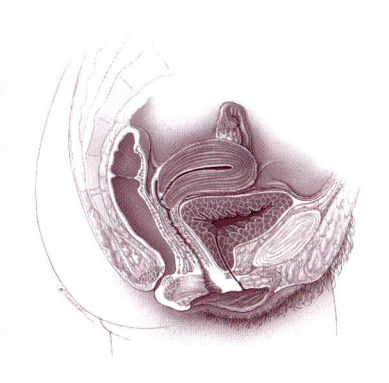

【出典】「トートラ人体の構造と機能 第4版」P1158 図 28.11（a）　　　【出典】「トートラ人体の構造と機能 第4版」P1144 図 28.1（a）

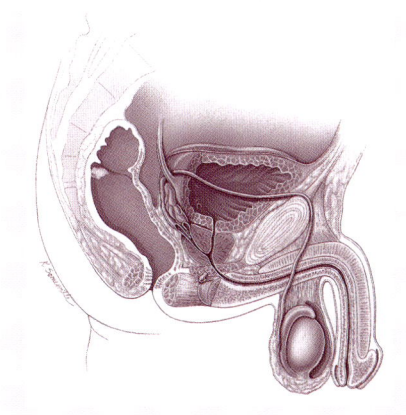

　尿道は，長さもコースも男女で大きく異なります．長さは女性では3～5 cm，男性では16～20 cmと約5倍の開きがあります．また，男性の尿道は陰茎，前立腺を貫いて膀胱に至り，それぞれで尿道が屈曲しています．挿入時に陰茎を持ち上げるのはこのためです．

6. 尿の流出確認後，滅菌蒸留水を注入してバルン（風船）を膨らませ，カテーテルをゆっくり引いて固定を確認

＜女性の場合＞　　　　　　　　　　　　　　＜男性の場合＞

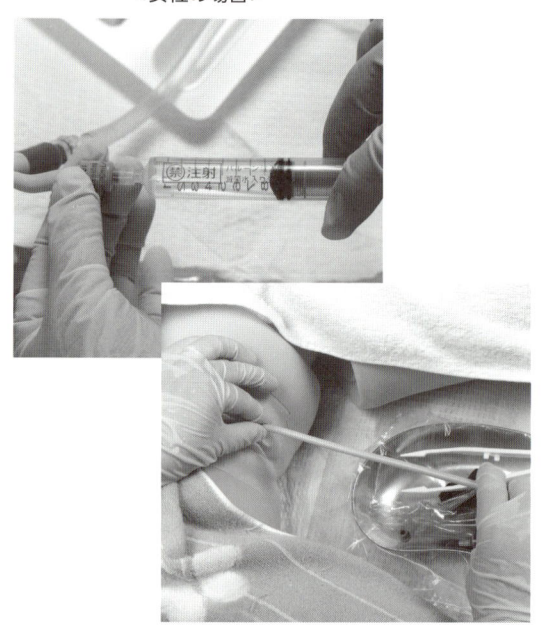

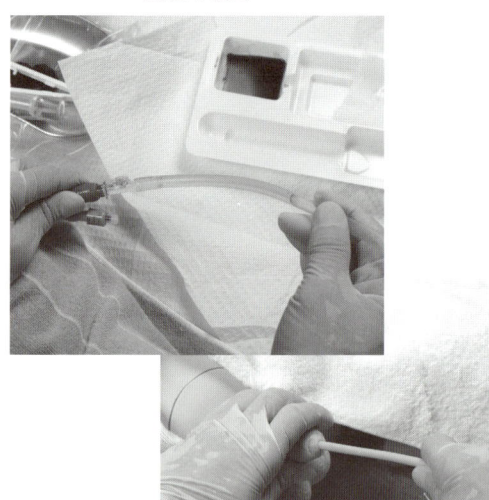

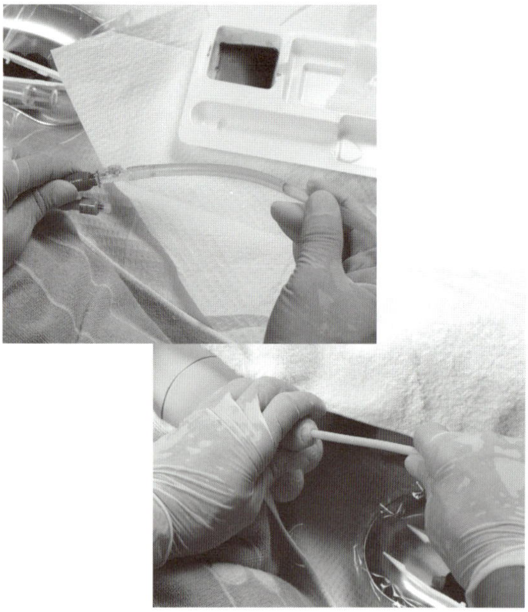

※バルン（風船）の容量は，膀胱留置カテーテルに記載されている量を守る．

7. 清拭

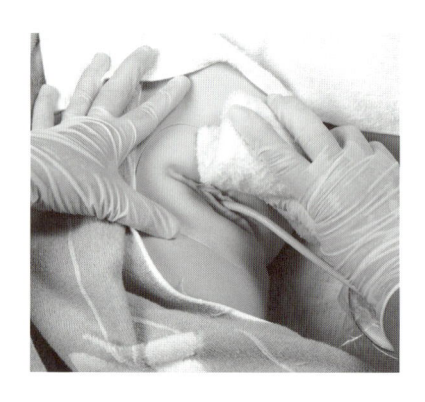

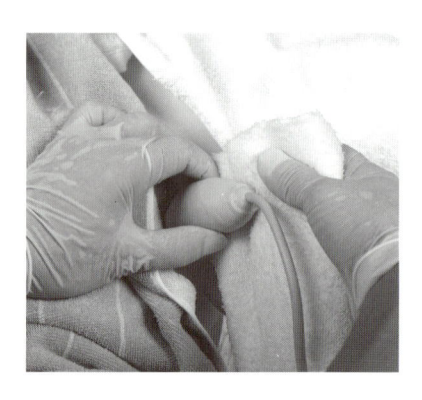

8. カテーテルをテープで固定

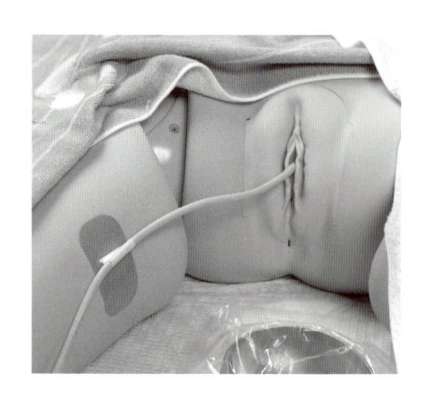

図Ⅲ-i-3

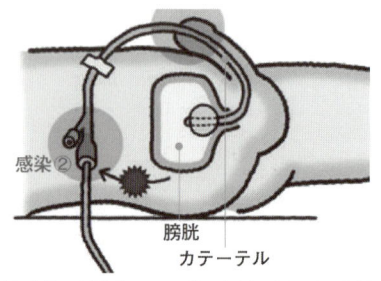

感染②
膀胱
カテーテル

【出典】田中純子，月刊ナーシング Vol.26　No.10　2006.9，イラスト　安田雅章

Q・6 膀胱留置カテーテルの留置中は，なぜ尿路感染症が起こるおそれがあるのですか？ また，尿路感染症の有無を判断する時の観察すべき点は？

カテーテル挿入時に菌の混入が避けられたとしても，
1) 陰部の細菌がカテーテルの外周から上行する
2) カテーテルとバッグの接続部やバッグの排液口から菌がカテーテル内に侵入し，カテーテル内部を上行する

といった感染まで完全に予防するのは難しいです．実際，尿道カテーテル挿入から4日で10%，7日以上で25%，30日以上では，ほぼ100%に尿路感染が発生すると言われています．

尿路感染症の徴候として，身体所見（フィジカルアセスメント項目）では，
① 発熱
② 尿性状の変化
③ 尿道口からの排膿，尿道口の発赤，腫脹，熱感
④ 恥骨上の圧痛
⑤ 腰・背部痛

が挙げられます．検査項目では
- 尿：pH上昇（アルカリ尿），細菌尿
- 血液：白血球数（WBC）や，C反応性タンパク（CRP）の増加

などが重要です．

Q・7 膀胱留置カテーテルをテープ固定する時，留意することは？

カテーテルは通常女性は大腿部に固定し，男性では腹部に固定することが多いです．この根拠として，
1) 解剖学的に，男性では恥骨部で尿道が屈曲しているため，陰茎を腹部に向けて固定すると尿道やカテーテルの屈曲が小さくなり，尿が流れやすくなる
2) 陰茎を腹部に向けずに長期間カテーテルを留置すると，尿道が屈曲し続けることで血行障害が起こり，尿道皮膚瘻[2]が起こることがある

といったことが挙げられます．また，カテーテルに緩みを持たせることも重要です．特に大腿部に固定する際には，歩行によりカテーテルがずれることを予め想定し，カテーテルが引っ張られて尿道を圧迫・刺激することがないように注意する必要があります．長期留置をできるだけ避け，また長期留置する場合はカテーテルを適宜交換するとともに陰部の清潔を維持することが重要です．

---

[2]【出典】http://oab.jp/nursing/pdf/06.pdf

※市販の固定用テープの使用例

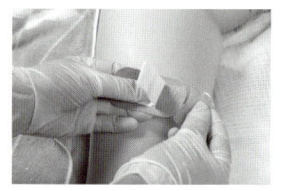

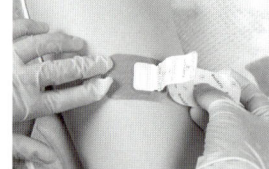

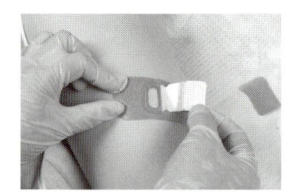

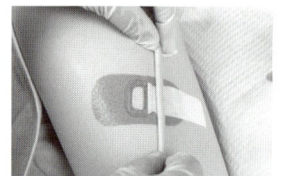

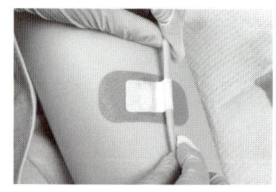

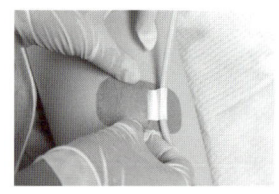

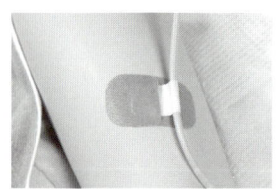

■ 膀胱留置カテーテル挿入中の管理

9. ベッドの場合

　接続管は，患者の体動を妨げないようにベッド上でゆとりをもたせる．管が屈曲していないか定期的に確認する．

　排尿バッグの目盛が表に来るように下げる．

　排尿バッグは，膀胱より低く，床につかない状態で下げる．

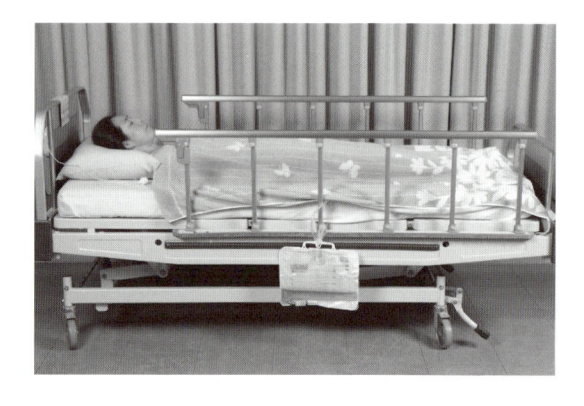

10. 点滴をしながら歩行する場合

　S字フックや紐を活用して，スタンドにひっかける．

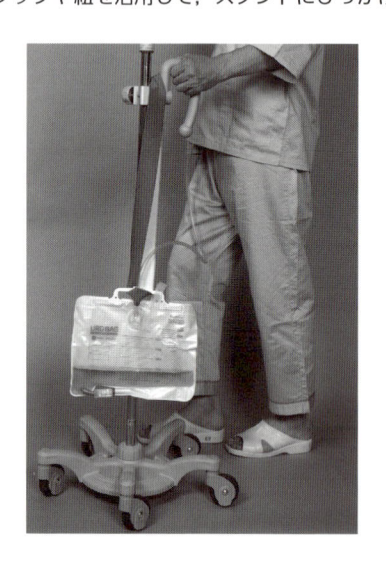

11. 車椅子移送時

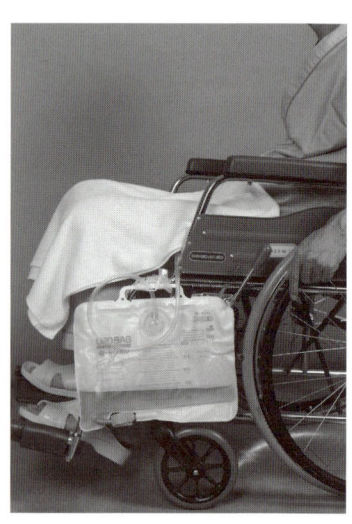

車椅子の車輪に巻き込まぬよう注意．
尿が見えないように掛け物やカバーで隠す．

Q・8　膀胱留置カテーテルが長期間留置される場合の問題は？

長期間留置する場合，**尿路感染症**以外に，**膀胱結石**，**尿道損傷**[3]などが問題になります．

膀胱結石

尿中の排泄物が結晶化して生じます．特に尿路感染症では，尿がアルカリ尿に傾き，結石ができやすくなります．対処法として，飲水を促して尿量を増加させ，尿の混濁を防ぐ，ビタミンCの摂取などで尿の酸性化を促す，などが挙げられます．

尿道損傷

カテーテル挿入時に尿道内でバルンに固定水を注入したり，無理にカテーテルを挿入したりすることにより，尿道損傷を引き起こし，尿道を傷つけてしまうことがあります．特に男性にカテーテルを挿入するときは，必ず根元まで挿入してから固定水を注入するようにしてください．

気をつけよう　カテーテル周辺の尿漏れについて

カテーテルやバルンによる尿道や膀胱粘膜への刺激，細菌による感染が原因となり，膀胱の無抑制収縮が誘発されることでカテーテル周辺から尿漏れが起こります．カテーテル周囲からの尿漏れに対して，カテーテルのサイズを太いものに交換することは，刺激症状を増強するばかりでなく，尿道損傷のリスクを高めることになり，逆効果です．最適なのはカテーテルの早期抜去を検討することです．カテーテル抜去が困難な場合の対処法に，膀胱収縮を抑制する抗コリン薬や鎮痛鎮痙薬の投与があります．

気をつけよう　バルンカテーテルのクランプ位置

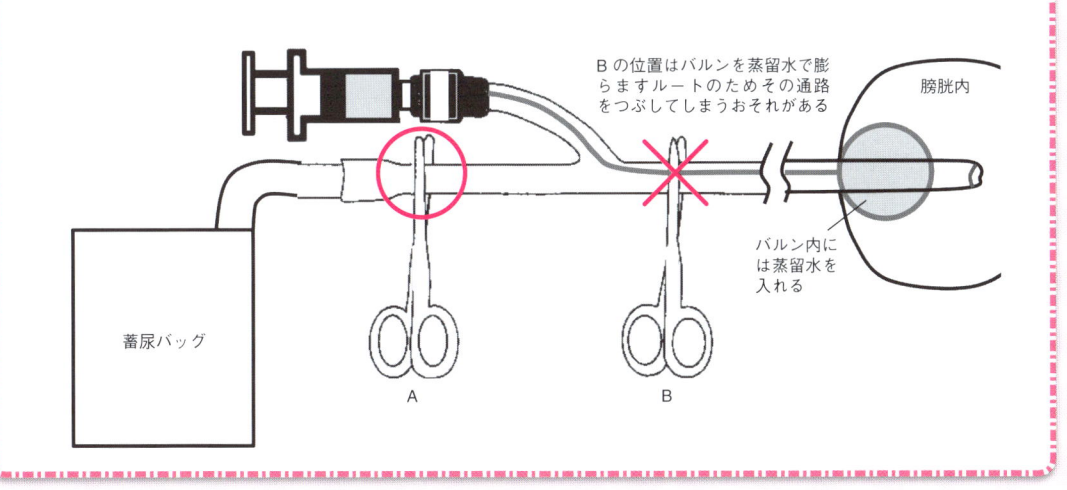

---

[3]【出典】http://oab.jp/nursing/pdf/06.pdf

■ 膀胱留置カテーテルの抜去

12. 必要物品

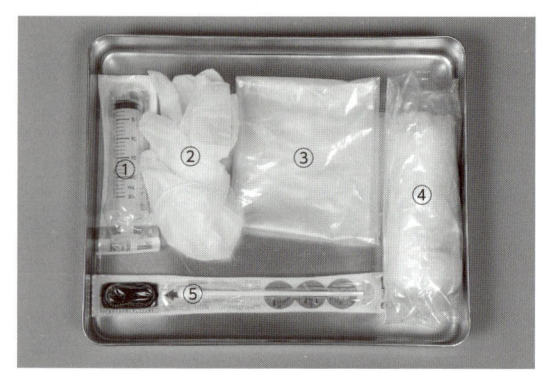

① バルンの容量に適した注射器　② 手袋
③ ビニール袋　④ 蒸しタオル　⑤ 消毒液

13. 抜去方法

① 固定用テープを除去

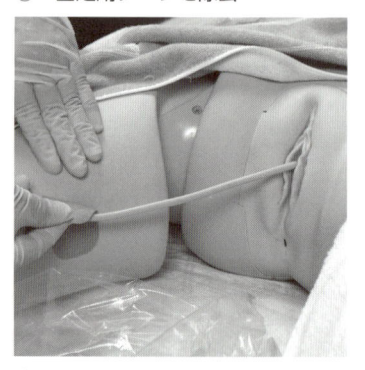

② バルン内の蒸留水を抜く

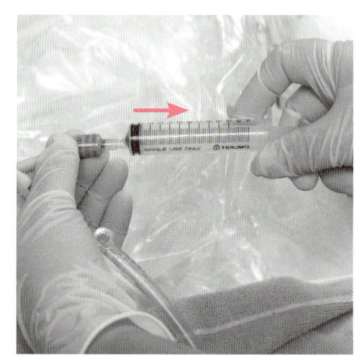

③ カテーテルをゆっくり抜去し，カテーテルをビニール袋に捨てる

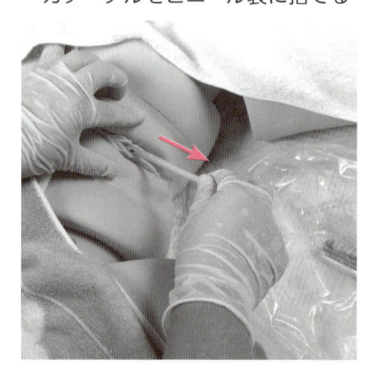

④ 陰部を清拭または洗浄し，尿道口を消毒

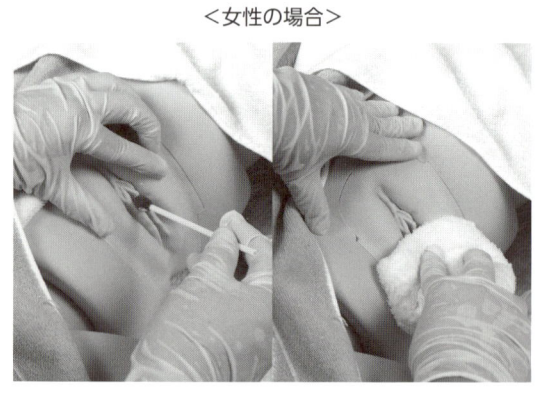

＜女性の場合＞

＜男性の場合＞

⑤ 排尿バッグの尿量・性状などを観察

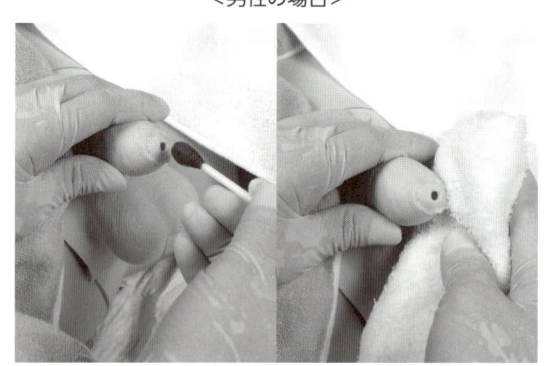

参考文献：[1] 青木康子，内田卿子 監修，「看護のこころを生かす看護技術のキーポイント 第2版」，学習研究社，1883.
[2] 阿曽洋子，井上智子，氏家幸子，「基礎看護技術 第7版」，医学書院，2011.
[3] 猪又克子，清水 芳 監修，「Photo & Movie 臨床看護技術パーフェクトナビ［DVD付き］」，学習研究社，2008.
[4] 川島みどり 監修，「ビジュアル基礎看護技術ガイド」，照林社，2007.

Q・9 膀胱留置カテーテルを抜去できる状態は？

　カテーテル抜去の判断根拠としては尿意があること，残尿がない，100 mL/日以下であること．尿道口周囲に創がある場合，創の癒合が図られてきていることが挙げられます．

　膀胱留置カテーテルはQOL，ADLに与える影響も大きく，今まで述べてきたように感染症など管理上のリスクも大きい手技です．基本的に早期抜去するよう心がけ，そうできるように促していくことが重要です（P77参照）．

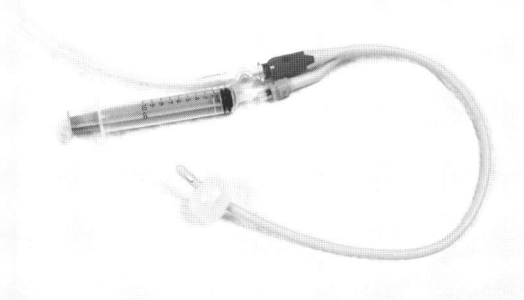

膀胱留置バルンカテーテル
画像提供：日本コヴィディエン株式会社

グリセリン浣腸

■ 必要物品と患者の準備

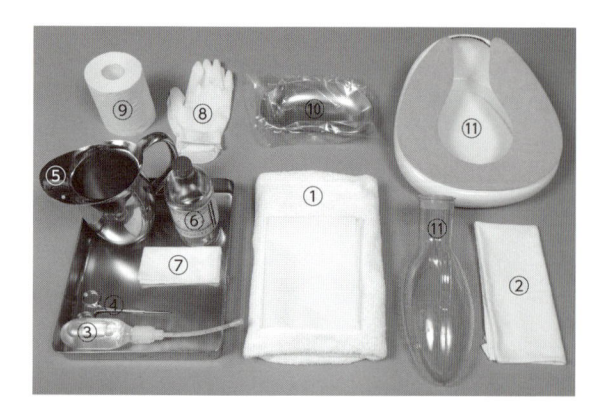

① バスタオル（不必要な露出予防のため）
② 処置用シーツ　③ ディスポ50％浣腸液
④ ペアン　⑤浣腸液を温めるお湯
⑥ 潤滑油（オリーブ油やワセリン）
⑦ ガーゼ（管に潤滑油を塗るため．ティッシュでもよい）
⑧手袋　⑨ トイレットペーパー
⑩ 膿盆・ビニール袋
⑪ 便器・尿器（ベッド上排泄の人の場合）男性の場合は尿器も準備

　右の条件で浣腸液を加温すると，2分30秒で40℃，3分で42℃，3分30秒で43℃となる．湯の量，浣腸液を肩までつけたかどうかにより，また，室温などによっても温まり方は異なるが，たっぷりの湯に肩までつければ3分で適当な温度に加温できる．

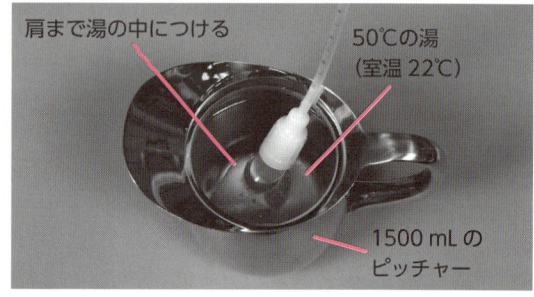

肩まで湯の中につける
50℃の湯（室温22℃）
1500 mLのピッチャー

浣腸液を約40～41℃に温める．

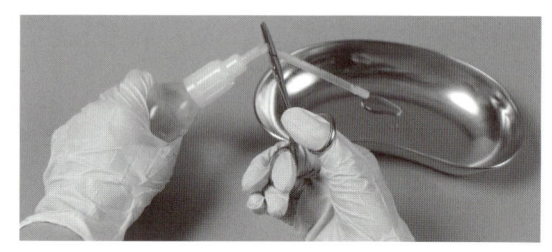

管内は液で満たし，ペアンで止める．
先端約6～7cmに潤滑油を塗布

■ グリセリン浣腸の方法

1. 患者確認後，目的・方法を説明

　大部屋の患者の場合，歩行可能であれば，患者のプライバシーが守られるように処置室などで実施．
　大部屋で実施せざるを得ない場合は，スクリーンをしたり，食事時間を避けるなど，患者の心理に配慮する．

お名前を言ってくださいますか？

お通じが出ていないので，浣腸の指示が出ました…

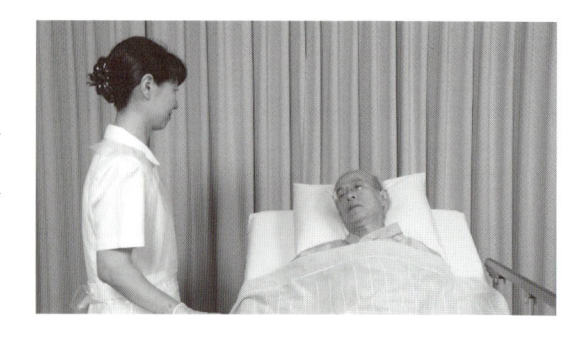

参考文献：青木康子，内田卿子ら，「看護のこころを生かす看護技術のキーポイント」，学習研究社，1983．

解剖生理の視点

Q・1　グリセリン液を入れると排便が促されるのはなぜでしょうか？

　　　グリセリンは腸管壁の水分を吸収し，この刺激で腸管の蠕動が亢進します．また，糞便自体を軟らかくし，膨潤化させることで排便が促されます．

Q・2　浣腸の適応は？　また，浣腸を行ってはいけない場合は？

　　　直腸から下行結腸下部までの宿便やガスを排除したい場合に行います．その他，添付文書では，次のような患者に禁忌[1]とされています．特に，「グリセリンによる溶血」や「強制排便によるショック」は，浣腸液の副作用として重要です．

1. 腸管内出血，腹腔内炎症のある患者，腸管に穿孔またはそのおそれのある患者［腸管外漏出による腹膜炎の誘発，蠕動運動亢進作用による症状の増悪，グリセリンの吸収による溶血，腎不全を起こすおそれがある］
2. 全身衰弱の強い患者［強制排便により衰弱状態を悪化させ，ショックを起こすおそれがある］
3. 下部消化管術直後の患者［蠕動運動亢進作用により腸管縫合部の離解をまねくおそれがある］
4. 吐気，嘔吐または激しい腹痛など，急性腹症が疑われる患者［症状を悪化させるおそれがある］

Q・3　浣腸液の温度は，約40～41℃がいいのはなぜでしょう？　液が冷たすぎたり熱すぎた時の身体への影響は？

　　　直腸の体温（直腸温）は，腋窩温よりも0.5℃高いことが知られています．これは直腸温が熱が逃げにくい身体深部の温度（深部体温）なのに対して，腋窩温は熱が逃げやすい皮膚温（体表面温）であるためです．ここで重要なのが，一般に深部体温は，生命維持に重要な脳などの内臓の温度であり，皮膚温と異なり一定に調節されていることです．浣腸液によって直腸の温度が大きく変化すると，脳が深部体温を誤って判断してしまうことになります．そうなると体温調節機構はもちろん，血圧や代謝などの自律神経系，内分泌系の異常まできたしてしまう可能性があります．

Q・4　ディスポのグリセリン浣腸器の管の中に液を満たしておく理由は？

　　　液を満たしておかないと空気が腸内に入ることになります．腸に空気を入れる必要はないからです．

---

[1]【出典】浣腸液の添付文書 http://www.kenei-pharm.com/file/doctor_pro/temp1300415058.

2. 左側臥位にし，殿部を露出

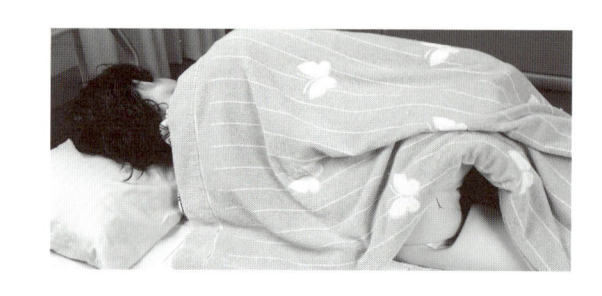

3. 潤滑油を付けた管を肛門から挿入

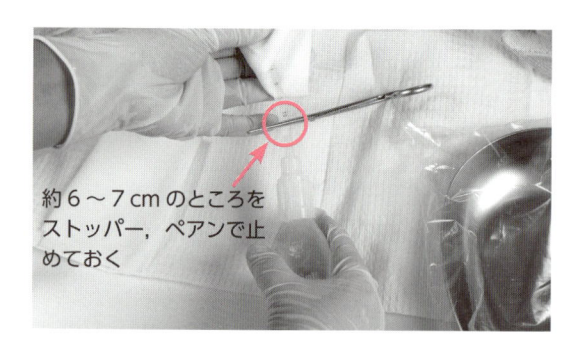

約6〜7cmのところをストッパー，ペアンで止めておく

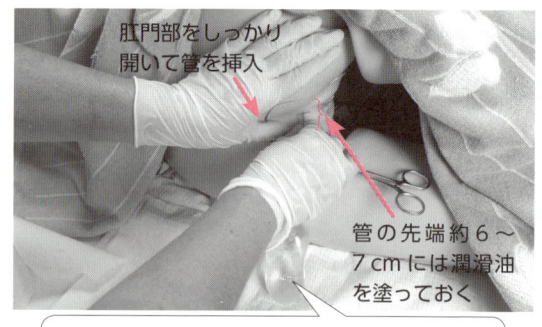

肛門部をしっかり開いて管を挿入

管の先端約6〜7cmには潤滑油を塗っておく

> 管を入れます．
> 口を開けて楽に呼吸をしていてください．

4. グリセリン液注入

> 液を入れます．

> 気分はお変わりないですか？

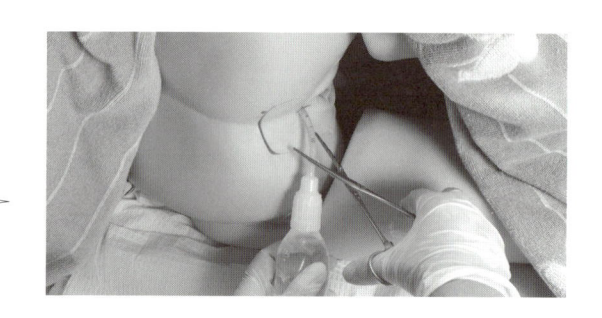

5. ティッシュを当てて抜管

　肛門部のティッシュは，排便まで当てておく．
　ディスポの浣腸器はビニール袋かビニール袋をかけた膿盆へ捨てる．

> 管を抜きます．
> 3〜5分我慢してから排泄してください．

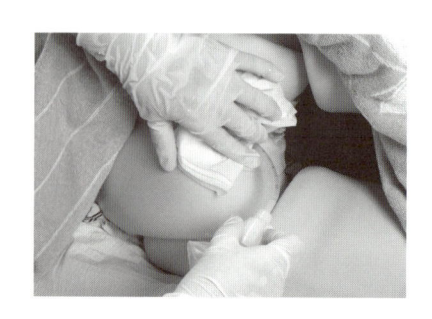

Q・5 左側臥位で浣腸液を入れるのはなぜでしょう？

直腸の先にはS状結腸があり，さらにその先に下行結腸があります．下行結腸は左側にありますから，左側臥位にすると直腸からみてS状結腸，下行結腸が下側になり，浣腸液が下行結腸まで届きやすくなるのです．

なお，立位で浣腸を行うことは，重力に逆らって薬液が届きにくいだけでなく，直腸，S状結腸の穿孔のおそれが高まり危険でもあります．決して行わないようにしましょう．

Q・6 殿部・肛門部をしっかり開いて管を入れる理由は？

管を挿入するとき，挿入部を確認しながら行うべきなのは言うまでもありませんが，女性の場合，特に注意が必要です．患者の殿溝をよく開かないまま管を挿入した時，誤って膣に挿入したという医療事故事例があります．

Q・7 管の挿入の長さが6〜7cmなのはなぜでしょう？ 短すぎる場合や長すぎる場合の問題は？

体格差はありますが，直腸の長さは成人で約15cmと言われています．おおよそ直腸の中ほどということでこの長さになっていると考えてください．肛門括約筋より短ければ，浣腸液を腸内にとどめておくことができません．一方で，S状結腸まで挿入すると，右図のように直腸を損傷する危険性が高まります．

図Ⅲ-ii-1

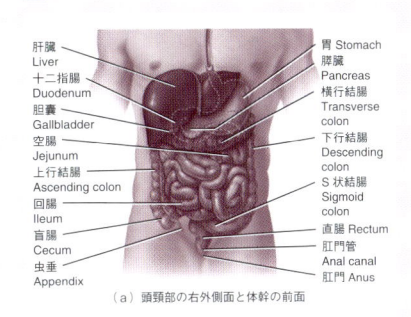

【出典】「トートラ人体の構造と機能 第4版」P982 図24.1

図Ⅲ-ii-2

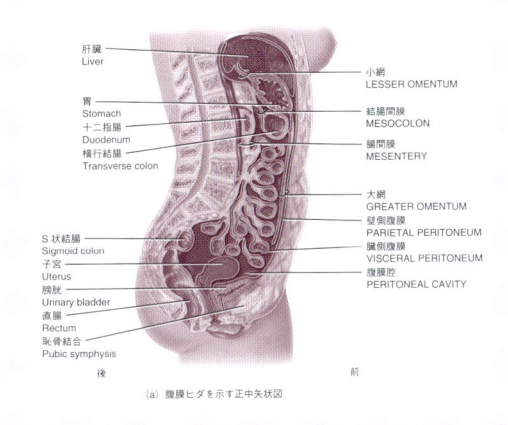

【出典】「トートラ人体の構造と機能 第4版」P986 図24.4

図Ⅲ-ii-3

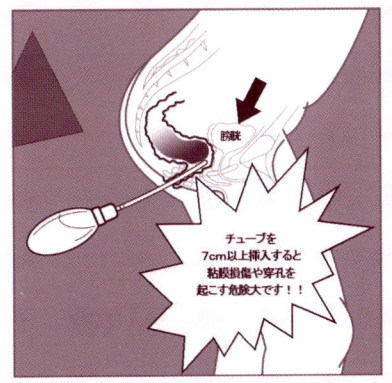

【出典】日医工株式会社／公益社団法人神奈川県看護協会医療安全対策課患者安全警報 No.6

6. 排泄

患者の健康状態や自立度に合った場所を選択.

トイレで
ポータブルトイレで

図Ⅲ－ii－4

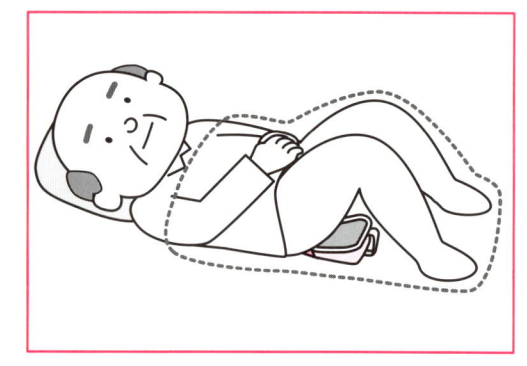

ベッドの上で

7. 反応便, 残便感の観察

反応便の性状・量を患者に観察してもらい, 確認
看護師が確認.

「お通じはどの位出ましたか？
便が残っている感じはしませんか？」

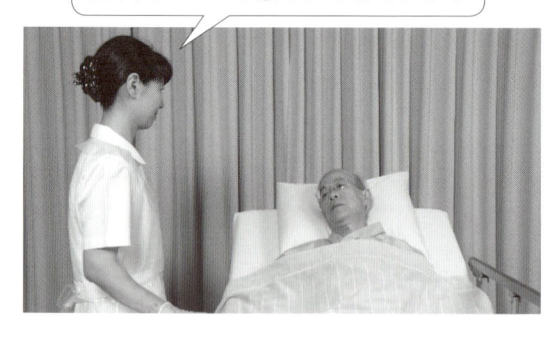

図Ⅲ－ii－5

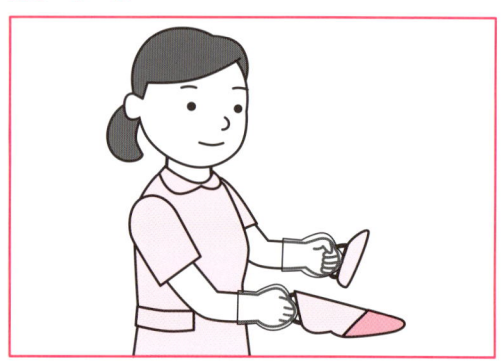

8. 陰部洗浄・清拭

患者がウォシュレットで洗浄・清拭するか, ベッド上排泄患者の場合は, ベッド上で陰部洗浄・清拭を行う.

図Ⅲ－ii－6

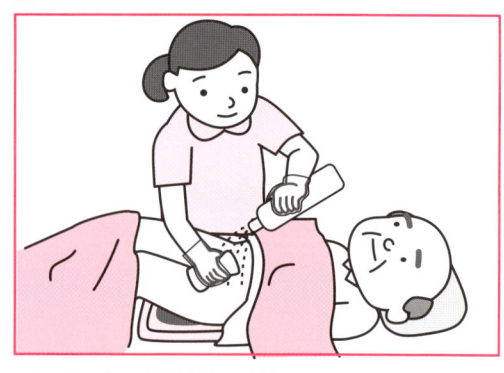

ベッドの上で陰部洗浄・清拭

Q・8 液を入れた後,患者さんに排便を数分我慢するように言うのはなぜでしょう?

浣腸液が下行結腸まで届いて蠕動運動が起こるまでに,約3分間必要になります.3分以下だと,浣腸液だけが排出されるおそれがあります.

高圧浣腸

■ 必要物品と患者の準備

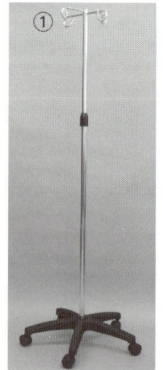

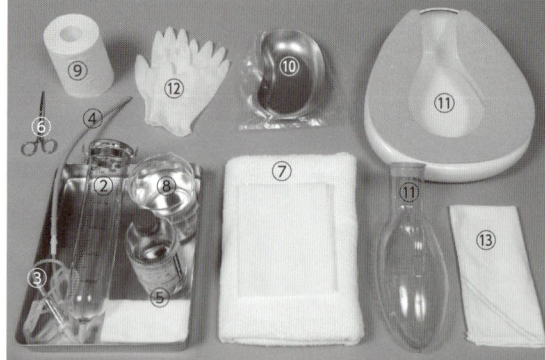

① スタンド　② イルリガートル
③ ゴム管　④ 直腸管
⑤ 潤滑油とガーゼ(オリーブ油やワセリン)
⑥ ペアン　⑦ バスタオル
⑧ 指示された量の液
⑨ トイレットペーパー　⑩ 膿盆
⑪ 必要時尿器・便器　⑫ 手袋
⑬ 処置用シーツ

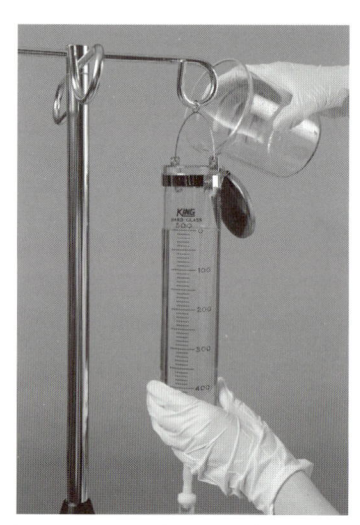

ゴム管・直腸管をクランプし，イリゲーターに温めた(約40～41℃)指示液を入れる．
管の中に液を満たし，クレンメで留めておく．

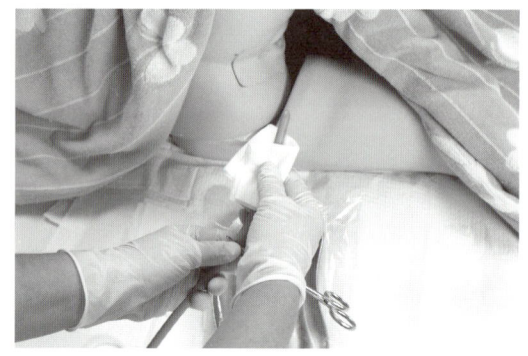

直腸管の先端約6～7cmに潤滑油を付けておく．

解剖生理の視点

Q・1 高圧浣腸の適応は？ また，浣腸を行ってはいけない場合は？

　高圧浣腸は肛門括約筋機能不全による便秘の場合や，便失禁や直腸造影時の薬剤の注入，手術や検査の前処置として行われます．ただし，高圧浣腸は浣腸液が届く腸管の長さに限りがあるので，最近は経口腸管洗浄剤を用いる方が一般的です．禁忌はグリセリン浣腸の質問（P85参照）を参照してください．特に，高圧浣腸は急激に血圧を下げる処置であり，頭蓋内圧亢進症状のある患者さんや，重篤な心疾患・動脈瘤，重症高血圧症の患者には禁忌とされています．

1. 患者確認後，目的・方法を説明

　大部屋の患者の場合，歩行可能であれば，患者のプライバシーが守られるように処置室などで実施．
　大部屋で実施せざるを得ない場合は，スクリーンをしたり，食事時間を避けるなど，患者の心理に配慮する．
　高圧浣腸の場合，液の量がグリセリン浣腸よりも多い（500～1000 mL）ため，途中で苦しい時は言うように患者に伝えておく．

> お名前を言ってくださいますか？

> お通じが出ていないので，浣腸の指示が出ました…

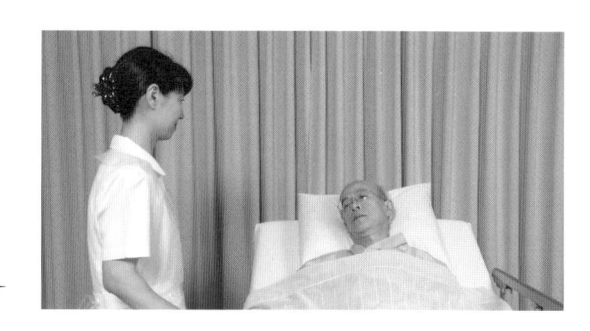

2. 液面から肛門部までが約 50 cm になるようにスタンドの高さを調節する

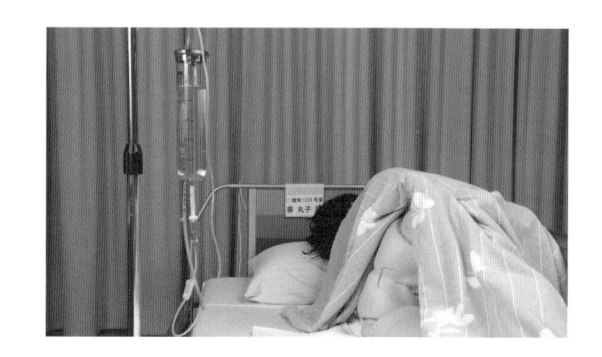

3. 左側臥位にし，殿部を露出

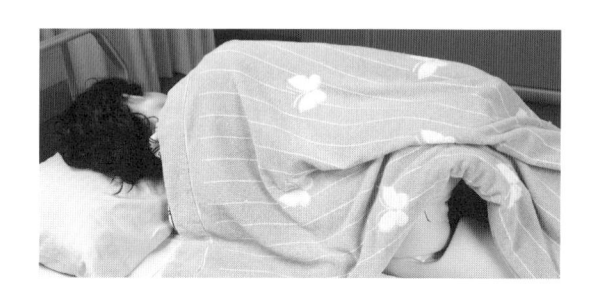

4. 潤滑油をつけた管を肛門から挿入

> 管を入れます．
> 口を開けて楽に呼吸をしていてください．

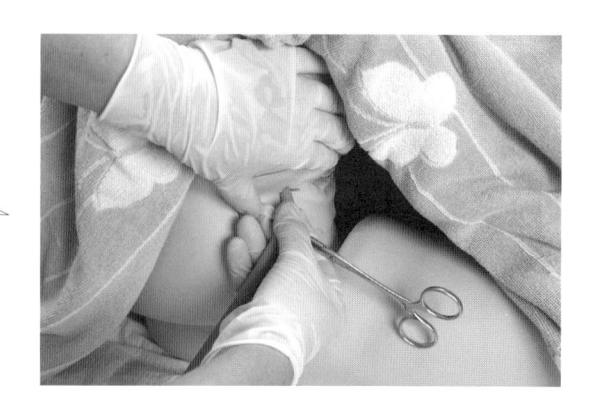

Q・2　液面から肛門部までの高さを調整するのはなぜでしょう？　高すぎたり低すぎる場合の問題は？

　　高さを調節することで，浣腸液の圧を調節しています．高すぎると腸管内圧によって排便反射が起こるので，浣腸液を腸内にとどめておくことが難しくなります．

Q・3　左側臥位で浣腸液を入れるのはなぜでしょう？

　　グリセリン浣腸の「左側臥位で浣腸液を入れるのはなぜでしょう？」（P87）を参照にしてください．

Q・4　殿部・肛門部をしっかり開いて管を入れる理由は？

　　グリセリン浣腸の同じ項（P87）を参照にしてください．

Q・5　管の挿入の長さは，6〜7cmなのはなぜでしょう？　短すぎる場合や長すぎる場合の問題は？

　　グリセリン浣腸の同じ項（P87）を参照にしてください．

5. 液の注入

　途中，患者が腹痛や便意を訴えたら，液の注入をやめ，必要時はいったん排便させ，排便の状況を確認後，医師に報告して，残りの液を改めて注入するか判断する．

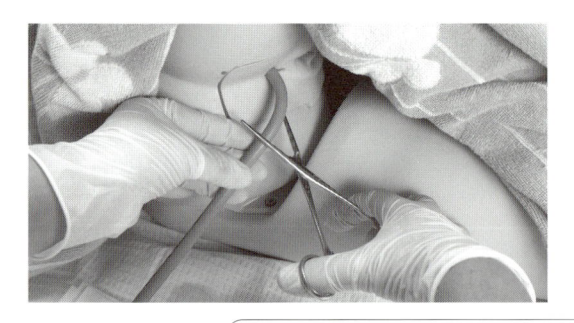

> （ペアンかクレンメを開放し）
> 液を入れます．

> お腹が痛くなったり，お通じを我慢できなくなったらすぐ言ってくださいね．

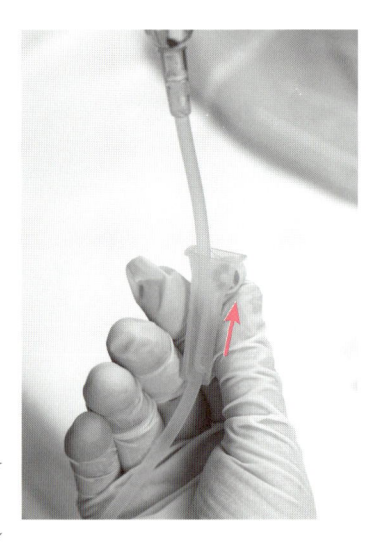

6. ティッシュを当てて抜管

> 管を抜きます．
> お通じを我慢できなければ，便器を当てます．我慢できるならトイレに行きましょう．

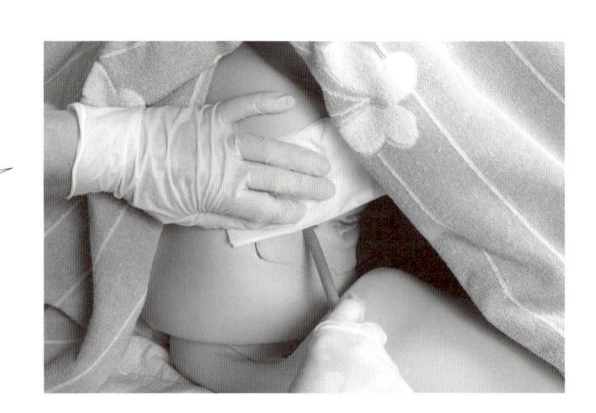

7.～9. はグリセリン浣腸と同じ

参考文献：[1] 香春知永，石井素子，石塚睦子ら，座談会「患者さんに安全で安楽な浣腸を実施する」，Nursing Today，日本看護協会出版会，Vol23 No.10，P57～61，2008．
[2] 藤本悦子 編，「Nursing Mook70 解剖生理学から見直す看護技術　形態機能学に基づいた視点」，学研メディカル秀潤社，2012．

Q・6 高圧浣腸時の液の注入量と注入部位 について教えて下さい．

　　注入量は1回 300 〜 500 mL，注入速度は 100 〜 200 mL/m が目安です．上述のように腸管内圧が高くなると排便反射が起こるため，速度には注意が必要です．3分程度で注入し終わる速さと記憶しておくとよいでしょう．

Q・7 液の注入中，患者さんが排便希望，腹痛や気分不快を訴えたらどうすればいいですか？

　　腹痛・気分不快なほどの排便希望なら排便させるようにしますが，血圧を観察し，血圧低下に備えるようにします．

Ⅳ 罨 法

金属・プラスチック湯たんぽ

■ 必要物品

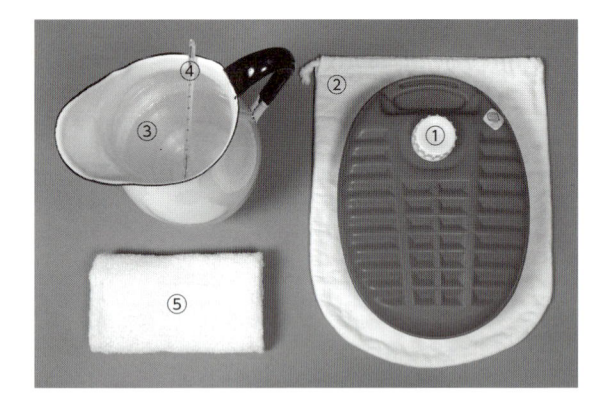

① プラスチック湯たんぽ　② 湯たんぽカバー
③ お湯（約80℃）　④ 水温計　⑤ タオル

■ 方法

1. お湯を入れる

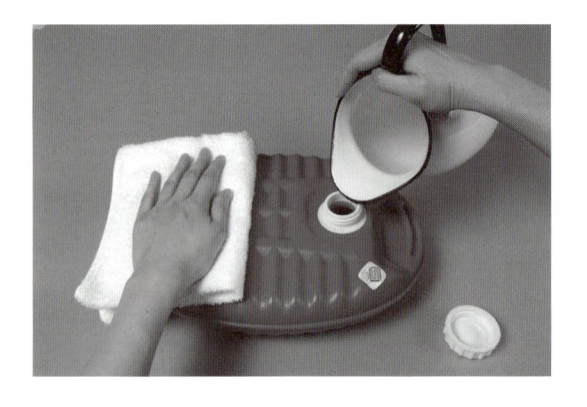

2. 栓をする

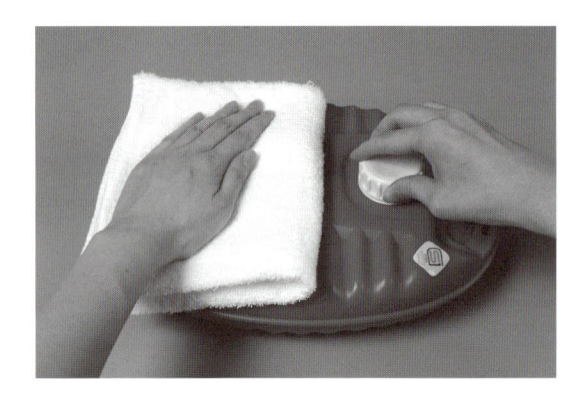

3. 逆さまにして水漏れを点検

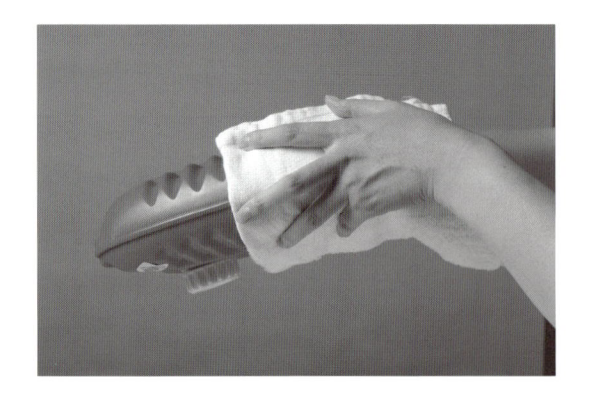

4. 水分を拭きとる

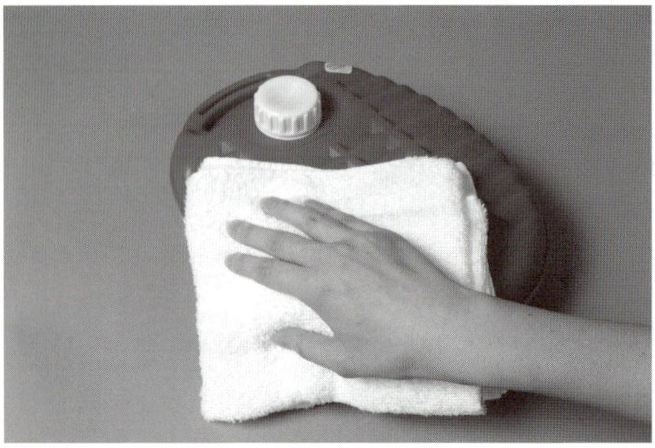

解剖生理の視点

Q・1　なぜ湯たんぽは足元に置くのでしょう？

　　皮膚表面の体温は32〜34℃程度ですが，中でも足先の温度は低く，外気温などに大きく影響される部分と言われています．よって，湯たんぽは，温度の低い末梢の足元の血行をよくして体全体を温めるために足先側に置くことが多いのです．

Q・2　温罨法の種類にはどのようなものがありますか？

　　温罨法の種類には，以下のものがあります．
湿性：温湿布，蒸しタオル，メンタ湿布，温浴など
乾性：湯たんぽ，アンカ，カイロ，電気毛布，ホットパック体温調節装置，熱気浴など

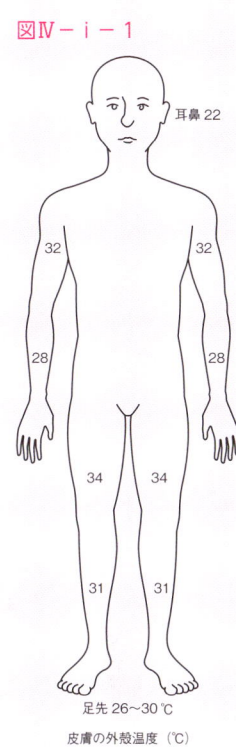

図Ⅳ−ⅰ−1

耳鼻22
32　32
28　28
34　34
31　31
足先26〜30℃
皮膚の外殻温度（℃）

温罨法コラム

金属・プラスチック湯たんぽの表面が凸凹している理由は？

　　湯たんぽの表面が凸凹しているのは，主に湯たんぽの強度を確保するためと保温効果を上げることです．湯たんぽの中にはお湯，水蒸気，空気が貯まっていますが，いずれも冷えると体積が減るため，湯たんぽが縮もうとして表面に圧力がかかります．容器に凸凹を付けることで，この圧力による容器の変形を最小限に防ぐことができます．また，「表面積を大きくすることで，熱が放散しやすくなる」ことが挙げられます．

5. 湯たんぽカバーに入れる

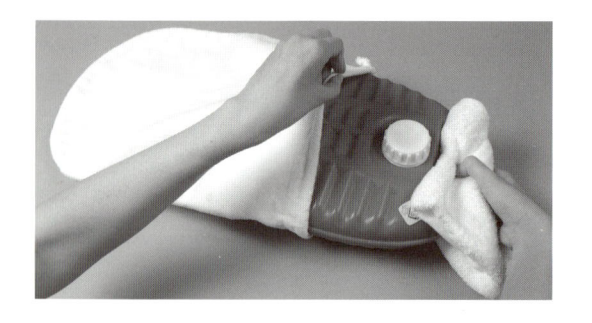

6. カバーの口をしめる

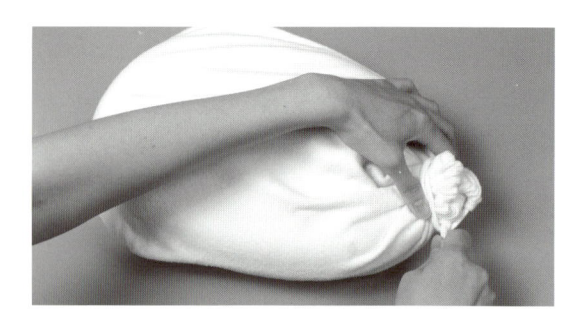

7. 患者の足から 10 cm 離して置く

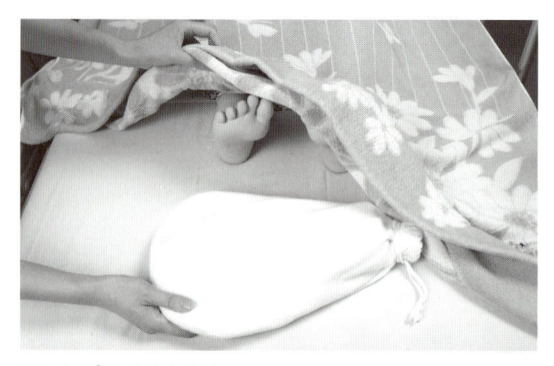

湯たんぽの栓は上向き

ゴム湯たんぽ

■ 必要物品

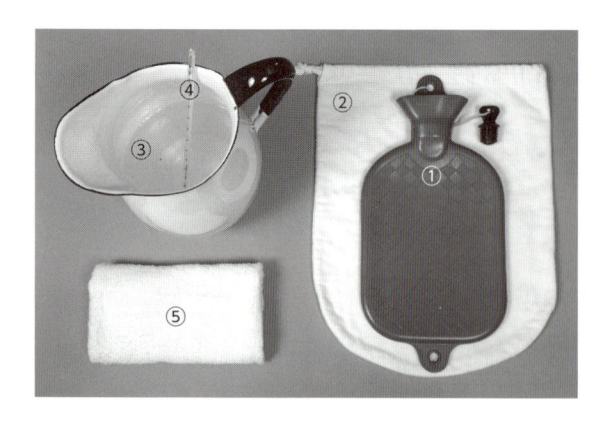

① ゴム湯たんぽ　② 湯たんぽカバー
③ お湯（約 60 ℃）　④ 水温計　⑤ タオル

Q・3　低温やけどとは？

　　低温やけど（低温熱傷）は熱傷の一種で，40°Cを大きく超えない，比較的低い温度に長時間皮膚が接触することで発症するものです．通常のやけどよりも軽いと思われがちですが，実際はまったく逆で，通常のやけどよりも傷が深いことが多く，治りにくいのが特徴です．低温でも長時間接触することで，深部の皮下組織に炎症による組織障害が起こるためだと考えられています．

Q・4　皮膚が低温熱傷を起こす温度はどのくらいの温度ですか？

　　低温熱傷は，人体と接触する面温度と接触時間により決まり，一般に低温熱傷が始まる温度は約42℃と言われています．床暖房に関するJISの解説には，44℃で6時間，45℃で3時間，55℃では30秒で起こるという記載があります[1]．

気をつけよう　低温やけどと疾患について

　特に，高齢者や神経障害のある糖尿病患者，麻痺のある患者は，皮膚の温度に対する感覚が鈍くなっており，低温火傷を起こしやすいです．また発症した低温火傷も，糖尿病患者では治癒しにくいので注意が必要です．

気をつけよう　温罨法をしてはいけない時，しない時

① 発赤・腫脹・熱感・疼痛など急性期の炎症症状がある場合
　　急性期の炎症時に温めると炎症を悪化させてしまいます．術直後の創部を温めていけないわけもそのためです．
② 出血時
　　温罨法を行うと血管を拡張させ，循環を促進させるので，出血を助長させてしまいます．
③ 高熱時
　　患者さんが寒気を訴えた場合は保温しますが，熱感著明な場合は，冷罨法を行います．
④ 抗がん剤の点滴静脈注射が血管外に漏出した時
　　抗がん剤が血管外に漏出した時に温罨法を行うと，皮下や筋肉組織に薬液が広がり広がった組織が壊死してしまうことがあります．万が一の抗がん剤の漏出時は，直ちに点滴を中止し，指示された薬液に交換しステロイドの局注と薬液による冷湿布を行うなど，医師・薬剤師の指示による慎重な対処方法をとることが大切です．

---

[1]【出典】http://www.nje-sap.co.jp/send/faq.html

■ 方法

1. お湯を入れる

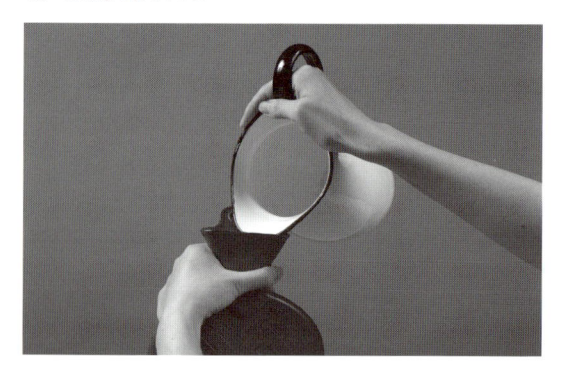

2. 空気を抜いて栓をする

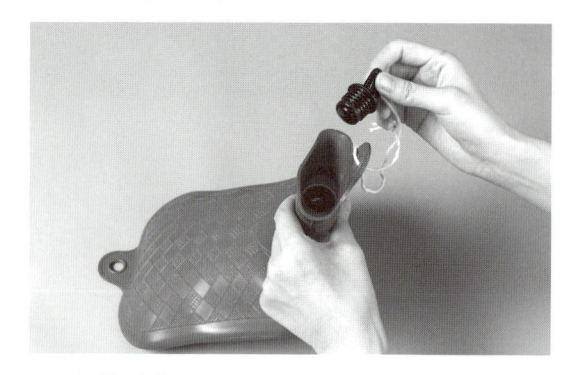

3. 逆さまにして水漏れを点検

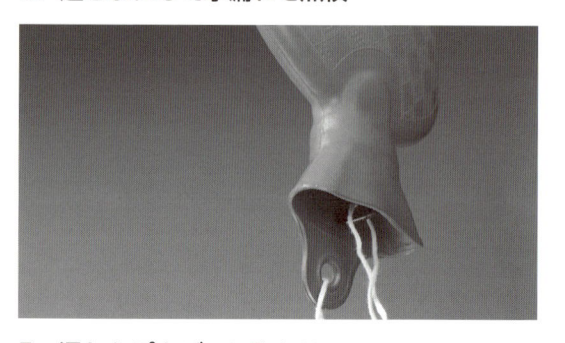

4. 水分を拭きとる

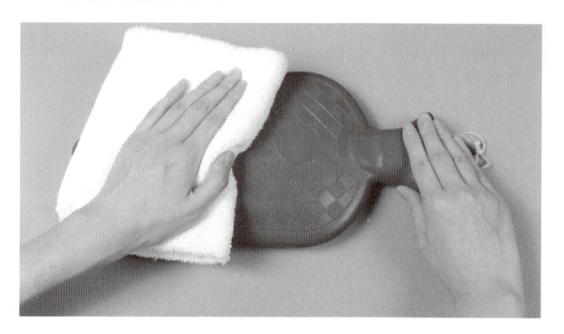

5. 湯たんぽカバーに入れる

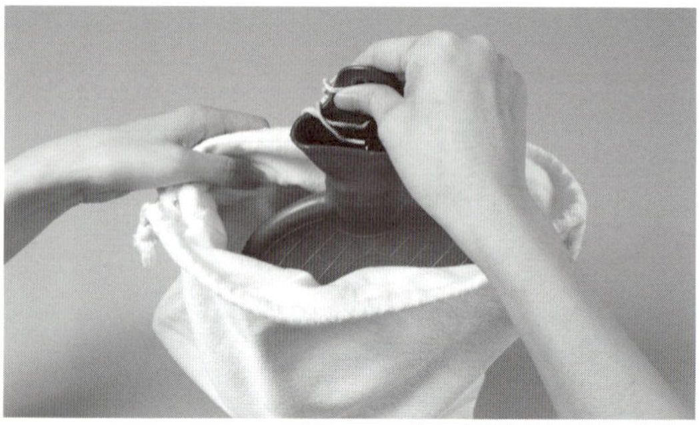

6. カバーの口をしめる

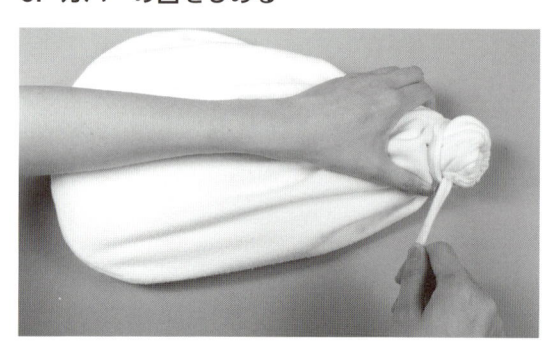

7. 患者の足から10cm離して置く

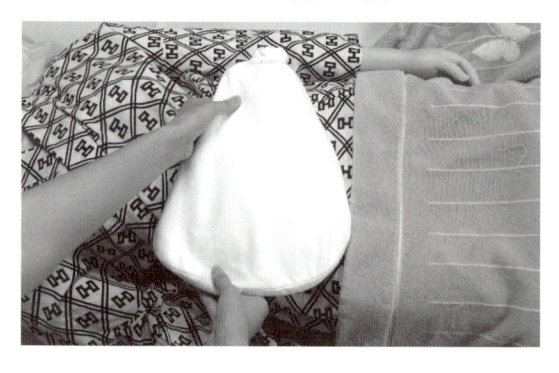

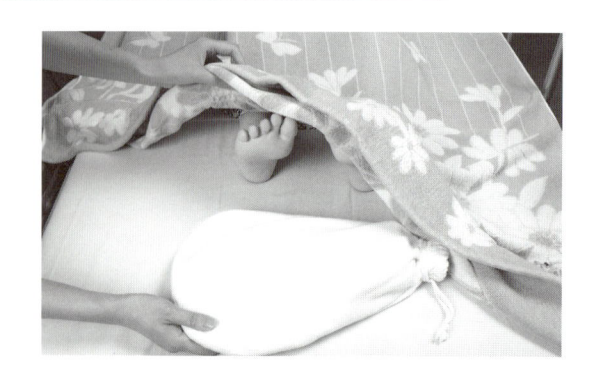

参考文献：川島みどり 監修．「ビジュアル基礎看護技術ガイド」．照林社，2007．

Q・6 温罨法の適応・方法・目的を教えてください．

表Ⅳ−ⅱ−1　温罨法の適応・方法・目的

適応	温罨法の方法	温罨法の目的
悪寒戦慄，寒さによる不眠	湯たんぽ，アンカ，カイロ，電気毛布	温熱刺激により身体表面の血管を拡張させ，血流を促進し，保温によりエネルギーの消耗を防ぐ．寒気を感じない快適な環境を整える．
麻酔による基礎代謝の低下に伴う低体温とシバリング（戦慄）	体温調節装置	同上
便秘，腹部膨満感	温湿布，蒸しタオル，メンタ湿布，ゴム湯たんぽ	循環促進により腸の蠕動運動を亢進させ排便や排ガスを促す．保温により気持ちよくなり副交感神経系の活動が高まること，自律神経を介して腸管の動きを変化させるのではないかとも言われている．
肩こり・腰背部痛などの筋肉・関節痛	温湿布，蒸しタオル	循環促進，代謝亢進により筋肉痛や関節痛を緩和する．リハビリテーションの前に循環を促進することで老廃物の代謝・鎮痛を図る．
採血や点滴の時などに静脈血管が見えない，触れにくい	蒸しタオル，温浴	静脈血管路を確保する時，駆血しても静脈血管が見えにくいまたは，触れにくい場合に静脈を拡張させる．
注射薬が血管外に漏れた場合（抗癌剤等漏出により問題を起こす薬剤を除く）	温湿布，蒸しタオル	血液の循環をよくし，代謝を高めて血管外に露出した注射薬液の吸収を促進させる．
リウマチ，神経痛，肥満症	熱気浴，温泉浴	電熱装置で内部の空気を熱した箱の中に，患部あるいは全身を入れる．伝導熱を利用した温熱療法の1つ．血流が増加し，発汗を起こして代謝を促進させ，組織が弛緩するため，疼痛が緩和される．

気をつけよう　同一部位への継続使用

　直接，腹部等に当てる場合は，表面温度を42〜43℃以上にならないようにします．また，長時間皮膚に密着させ続けると表面温度が40℃程度の低温でもやけどを起こすことがあります．そのような低温熱傷は組織の深部まで及ぶので，同一部位への継続使用は避けましょう．

氷枕

■ 必要物品

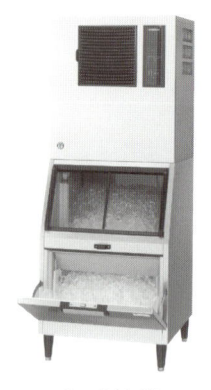

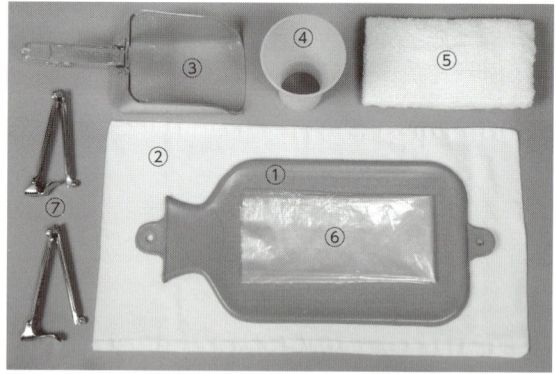

① 氷枕　② カバー
③ スコップ　④ じょうご
⑤ タオル　⑥ ビニール袋
⑦ 留め具

ⓐ 製氷機

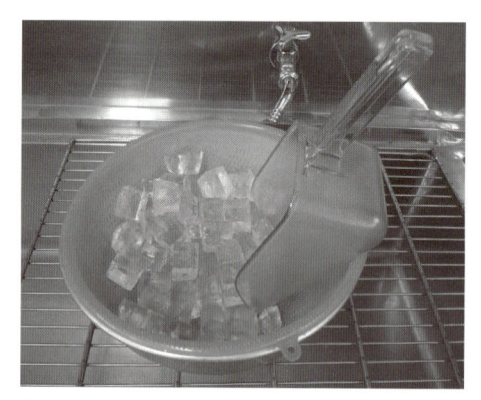

角のある大きい氷はその角でゴムを傷つけないように，また頭への当たり心地がいいように水をかけ角をとって使用．

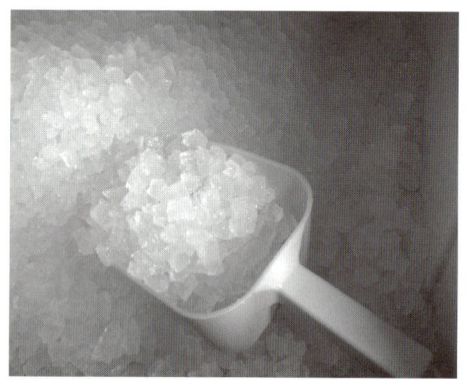

角のとれた細かい氷はそのまま使用してよい．

■ 方法

1. 氷枕に氷を 1/3 〜 2/3 入れる

氷あるいは水が少なすぎて，氷枕の中央を手の平で押さえた時に底付きする場合は内容量が少ない．

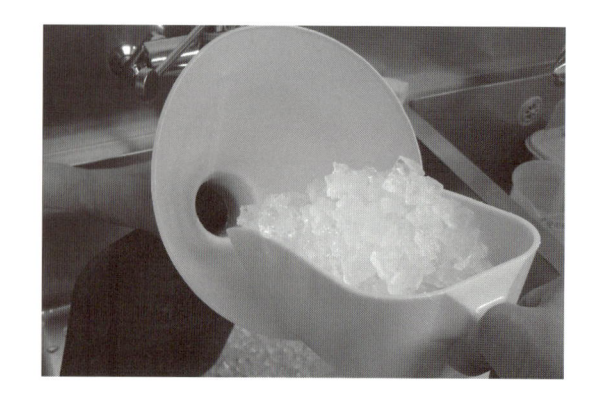

解剖生理の視点

Q・1 氷枕の効果，目的は？

　高熱時や頭痛時に，頭皮の皮膚温を下げ，疼痛の緩和や心身の安静をはかることを目的に行われます．体温低下の効果はほとんどなく，解熱を目的とするには，腋窩動脈や大腿動脈などの，より表在の太い血管の冷却が必要です[1]．

【出典】[1] 秋田大学医学部保健学科紀要 17(1)：31-40，2009「後頭部冷罨法実施時における看護師のアセスメント」
　　　　http://air.lib.akita-u.ac.jp/dspace/handle/10295/1604

2. 空気を抜く

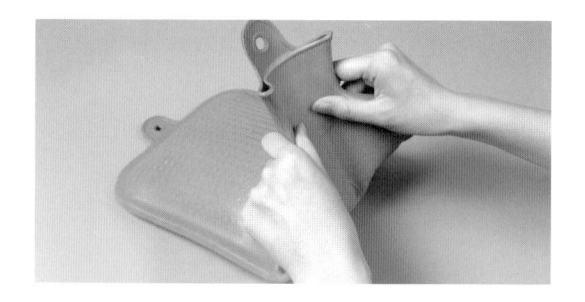

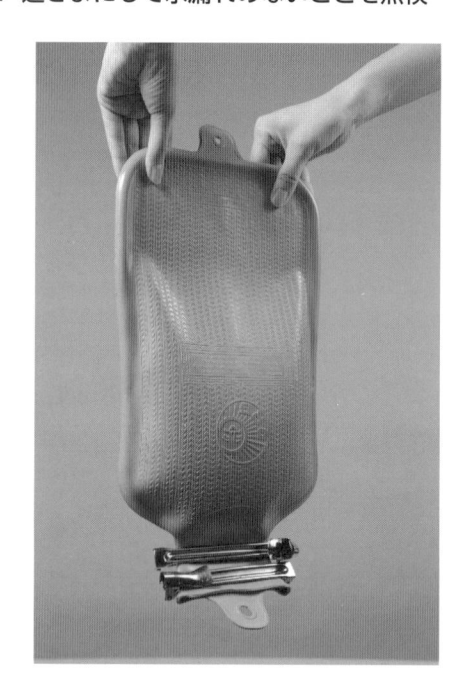

3. 締め金具を二丁掛け

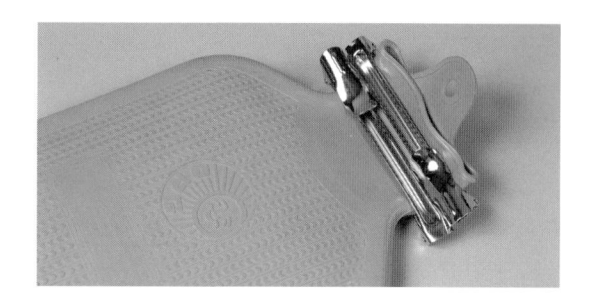

4. 逆さまにして水漏れのないことを点検

5. 外側の水を拭く

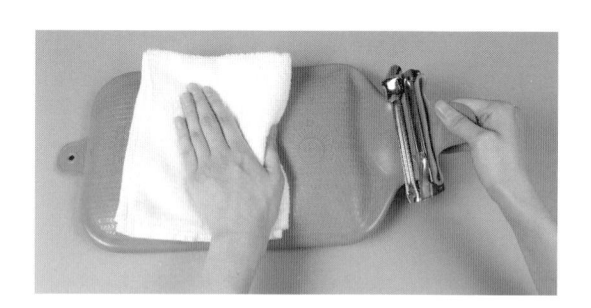

6. ビニールで覆う

（結露防止のため）

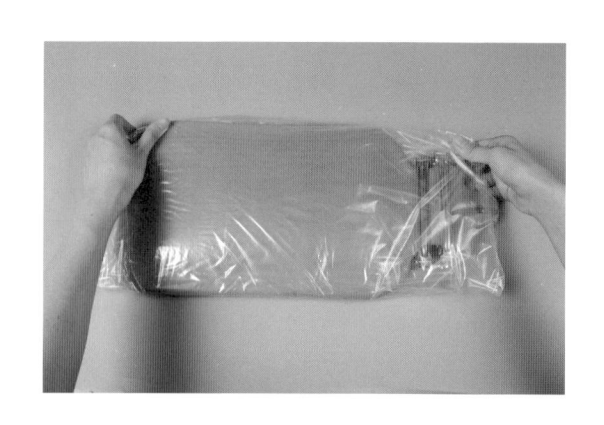

氷枕コラム

氷枕の空気を，抜くのはなぜでしょう？

　空気は水よりも軽く熱伝導性が低いので，空気が残っていると体の熱が空気を介して氷水に伝わってしまい，氷枕の効果が十分に得られません．20℃の部屋にコップを置きっぱなしにした状態を想像してみましょう．部屋の空気は冷たく感じませんが，20℃の水を皮膚に垂らせば冷たく感じますね．つまり，空気は水よりも熱を奪いにくい（熱伝導性が低い）のです．

図Ⅳ-ⅲ-1

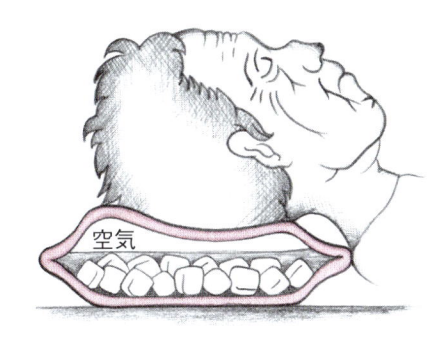

空気が入っていると氷枕の上部に空気が集まって冷罨法の効果が低下し，頭部が不安定になる

7. 布カバーに入れる

氷枕全体をカバーで覆う理由は？
① 全体を覆わないと出ている部分の結露で患者さんと寝具が濡れるおそれがある．
② 患者さんが留め金具で顔や手を怪我するおそれがある．
③ ゴムアレルギーの患者さんがゴム製の氷枕でアレルギーを起こすことを予防する．

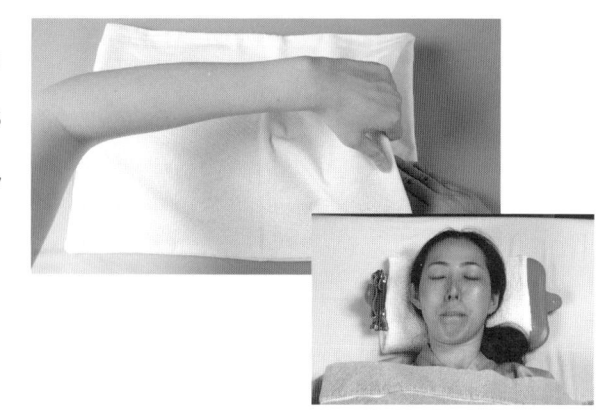

8. 氷枕を患者に当てる

　患者さんにとって適切な高さであるかを確認し，必要時調整する．
　直接皮膚にゴム面が触れないように貼用
　締め金具のレバーに何かがひっかかって外れてしまわないように締め金具のレバーは下側になるように置く．
　貼用中は，後頭部を冷やし，肩まで冷やさない．
　氷枕が冷たすぎないか心地よいか確認．
　冷やし過ぎに注意．

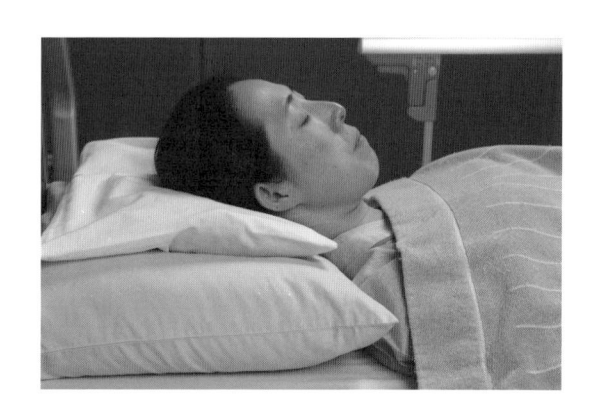

9. 氷枕を変える時は，ビニールや布カバーも乾いているものと取り替える

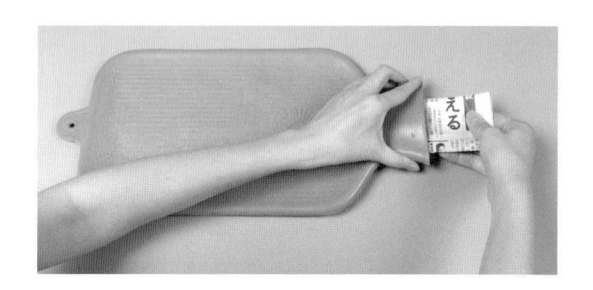

10. 片付け

　使用後は，水洗いをして，水気がなくなるまで，さかさまにして，つるして乾かす．乾いたら，新聞紙を折ったものにパウダーをつけ，氷まくらの口から挿入しておく．

Q・3 頭を冷やしすぎた場合の問題は？

　　血液循環や感覚神経の働きが低下するので，皮膚の色の変化，凍傷，感覚麻痺などを起こす可能性があります．長時間の同一部位の冷却には注意が必要です．

Q・4 枕の高さが適切かを確認をするのはなぜでしょう？

　　爽快感を得て心身の安静をはかるという目的から，患者さんにあった高さにすることが必要です．

気をつけよう　アレルギー反応と過敏症

　氷枕などに使用されているラテックス素材によりアレルギー反応や過敏症をきたすことがあります．

　皮膚の局所反応の場合は，症状が軽度であれば経過観察を行います．必要に応じて医師の指示で抗ヒスタミン剤などの薬剤を使用します．アナフィラキシーなどの全身の症状がみられた場合は，バイタルサイン測定などの全身状態の観察を行い，すみやかに医師に連絡し，応急処置を行います．

＊ラテックスとは，ゴムの樹の樹木（タンパク質他含）や合成ゴムの製造過程で生ずる液のことでラテックス（天然ゴム）によるラテックスアレルギー防止のためポリ塩化ビニルが使われます．

氷　　　　嚢

■ 必要物品

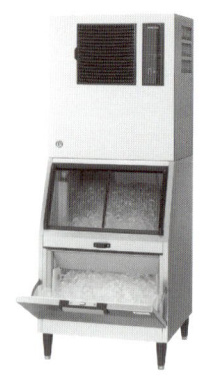

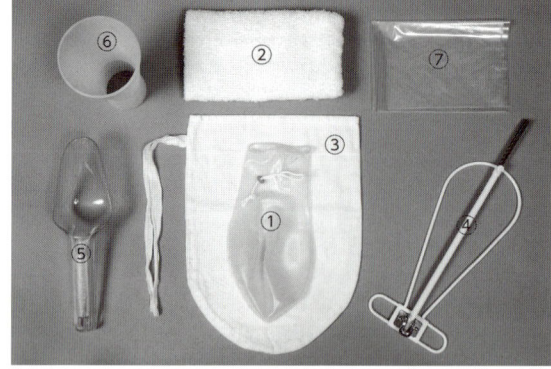

① 氷嚢　　② タオル
③ 氷嚢カバー
④ 氷嚢つり
⑤ スコップ　　⑥ じょうご
⑦ ビニール

ⓐ　製氷機

■ 方法

1. 氷嚢に氷を入れる
2. 必要時水を入れ，空気を抜く
3. 専用口ひもか輪ゴムで口をしめ，水漏れ点検

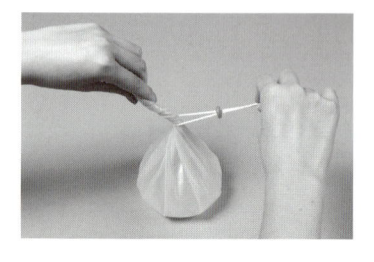

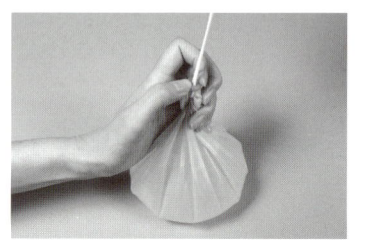

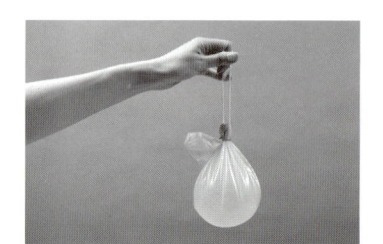

専用口ひもで留める時

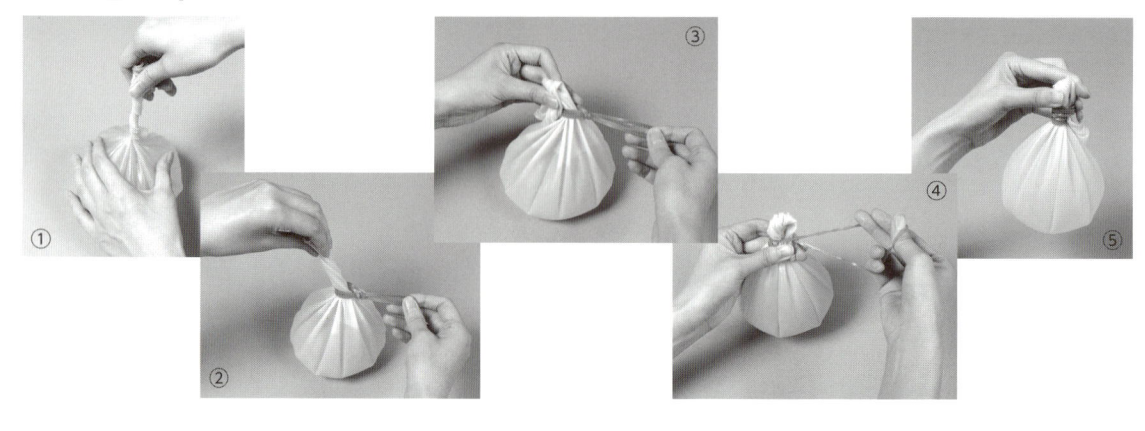

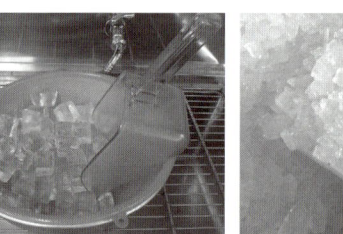

輪ゴムで留める時

108　Ⅳ 罨　法

解剖生理の視点

Q・1　氷嚢の効果と適応は？

　　前額部や局所の冷却に用いられます．氷枕同様，解熱効果はほとんどありませんが，発熱による熱感や頭痛の緩和には効果があります．局所の冷却は血管を収縮させ，血流を低下させる効果があるので，炎症の抑制や止血の補助を目的に行われることもあります．

気をつけよう　冷罨法による凍傷

　凍傷とは，極度の低温にさらされることを原因とした皮膚や皮下組織，筋肉，骨に生じた傷害です．冷罨法で凍傷を起こしたという事故は，数多くありませんが，第1度の発赤の報告などはあります．意識のない患者さんや麻痺のある患者さん，糖尿病のような血管・神経障害のある患者さんに冷罨法を行う場合は，特に注意が必要です．

　凍傷の程度は以下のように分類されます．

表Ⅳ－iv－1　凍傷のレベル

レベル	皮膚障害の深度	症状	回復
第1度	表皮のみ	発赤，腫脹，掻痒感	数日以内で回復
第2度	真皮に及ぶ	紫紅色，浮腫，水疱	3週間胃内で回復
第3度	皮下組織に及ぶ	潰瘍，感覚麻痺，暗黒色，壊死	上皮化困難 皮膚移植を要す
第4度	筋肉・骨に及ぶ	壊死，ミイラ化	四肢末端の脱落 切断術を要す

　凍傷の治療は，凍傷部位を40℃くらいの湯に15〜40分ほど浸けて加温することが基本となります．神経が解凍されるのに伴い激しい痛みが生じますが，患部が柔らかくなり血色が戻り，知覚と運動機能が戻るまで加温を続けます．その間，決して凍傷部位をこすったり，叩いたりしないで温めます．また，掛物，電気毛布などで体全体を温めることも大切です．医師から薬物療法（プロスタグランジン製剤や抗血小板剤，抗生物質，ステロイドなど）の指示があれば与薬を行います．

4. 外側の水分を拭きとる

5. ビニールで覆う

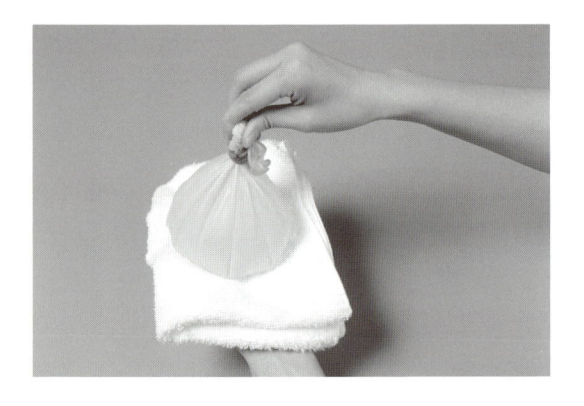

6. 氷嚢カバーで覆う

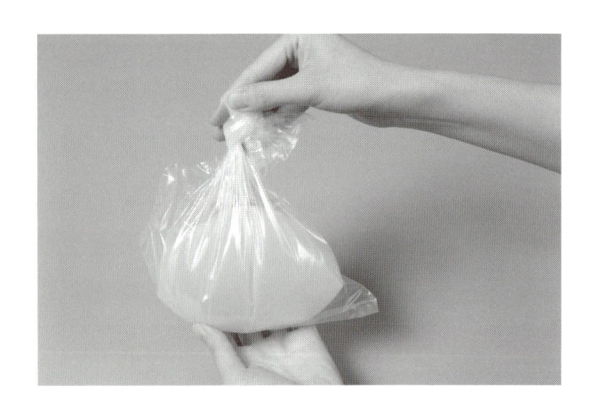

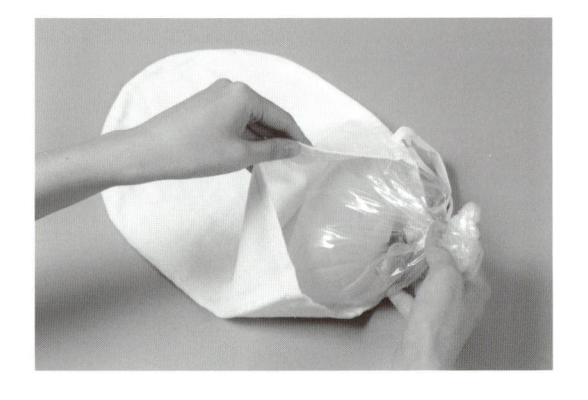

7. 氷嚢つりの高さを調整

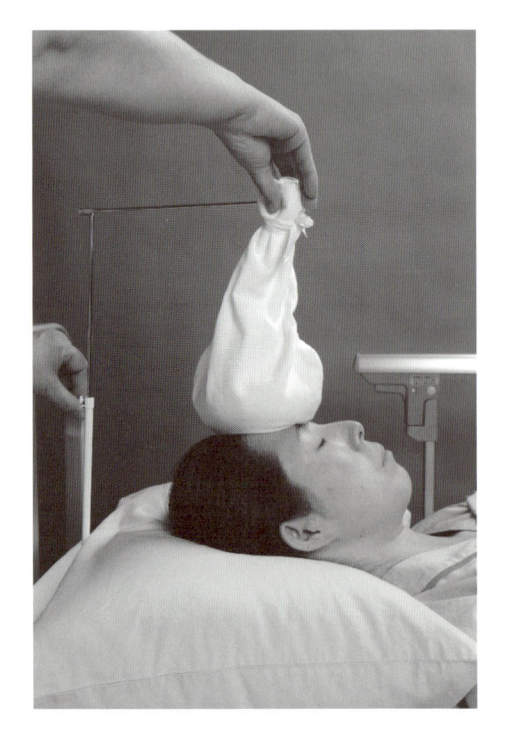

8. 冷たすぎる場合は，額にタオルなどを当てて調整

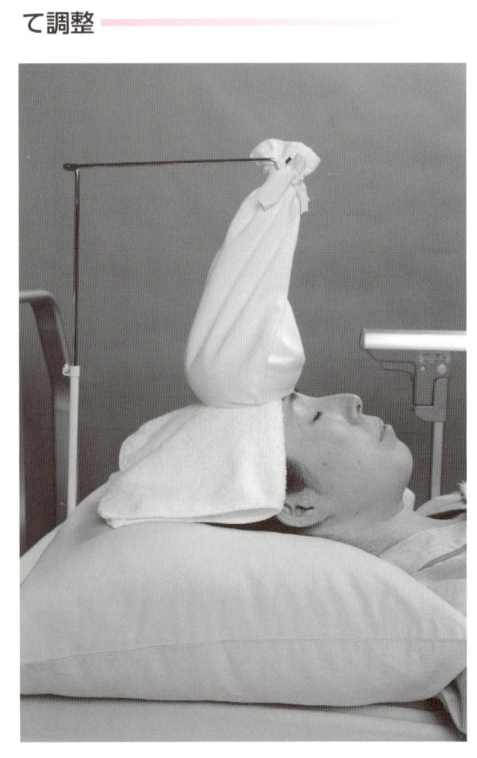

Q・2　額を冷やしすぎた場合の問題は？

　　血液循環や感覚神経のはたらきが低下するので，皮膚の色の変化，凍傷，感覚麻痺などを起こす可能性があります．長時間の同一部位の冷却には注意が必要です．

Q・3　発熱時に氷嚢を当てる額以外の効果的な部位は？

　　「感染症，悪性腫瘍，膠原病，熱中症など様々な健康傷害で 39 ℃を越えるような高熱の時に冷罨法で体温の低下を得るには，総頸動脈や腋窩動脈，大腿動脈などの表在の太い動脈血管の冷却が必要です．これらの血管の走行部位を冷却するには，氷嚢は良い適応です．

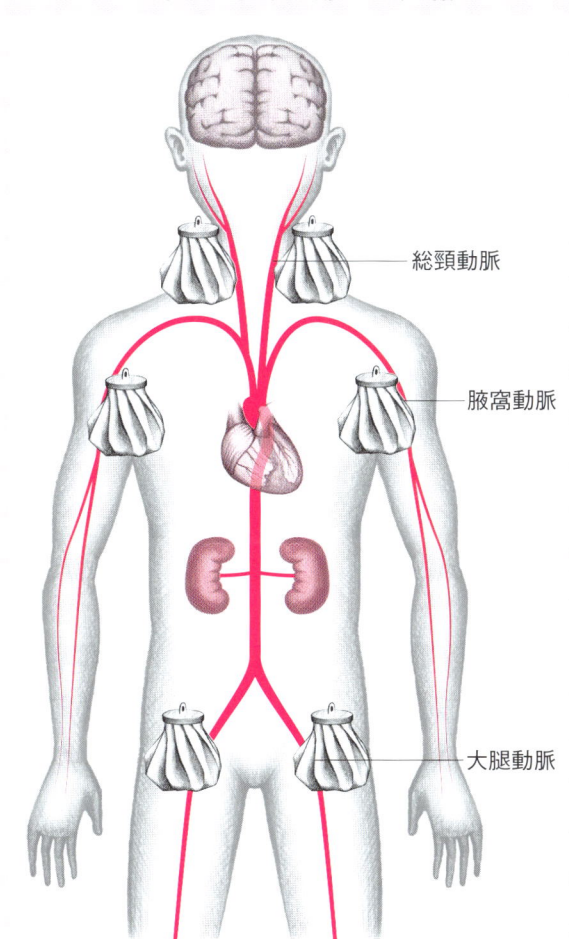

図Ⅳ−ⅳ−1　高熱時に氷嚢を貼用する表在動脈

総頸動脈
腋窩動脈
大腿動脈

氷　　　頸

■ 必要物品

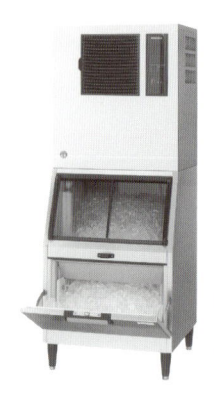

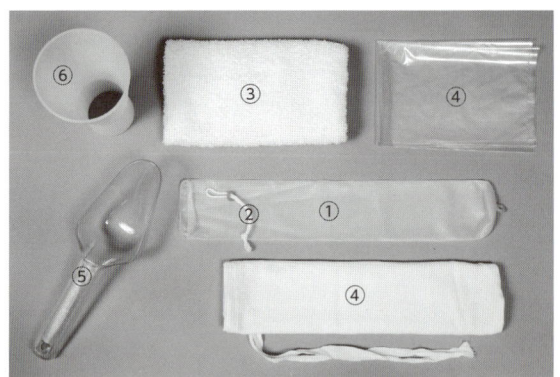

① 氷頸
② 専用口ひもか輪ゴム
③ タオル
④ 三角巾か氷頸カバー
⑤ スコップ　⑥ じょうご
⑦ 氷

ⓐ　製氷機

■ 方法

1. 氷頸に氷を入れる

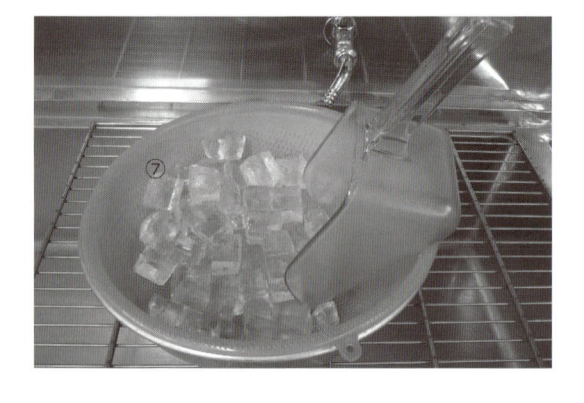

2. 必要時水を入れ空気を抜く

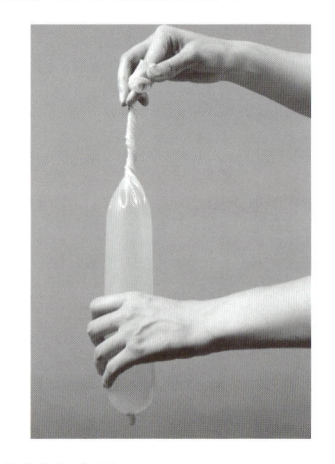

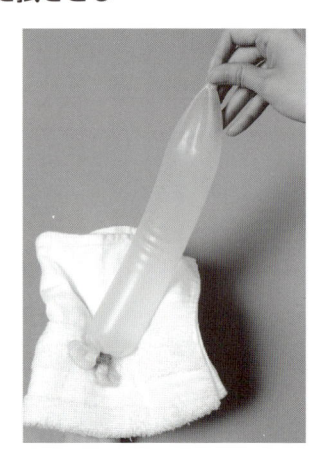

3. 専用口紐か輪ゴムで口を締める．水漏れ点検

口の締め方は，前述の氷嚢の場合と同じ．

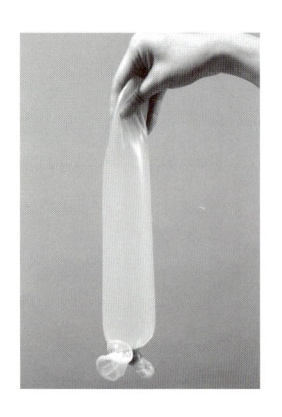

4. 水分を拭きとる

解剖生理の視点

Q・1 氷頸の効果と適応は？

氷頸は頸部の前面から側面を冷却します．特に，総頸動脈を冷却することが可能です．適応として，頸部への放射線治療中の患者さん，咽頭炎，咽頭痛のある患者さんなどが挙げられます．

図Ⅵ-ⅴ-1

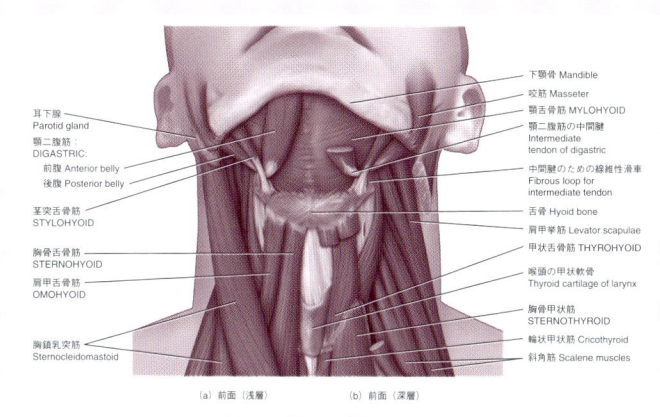

【出典】「トートラ人体の構造と機能 第4版」P388 図11.8

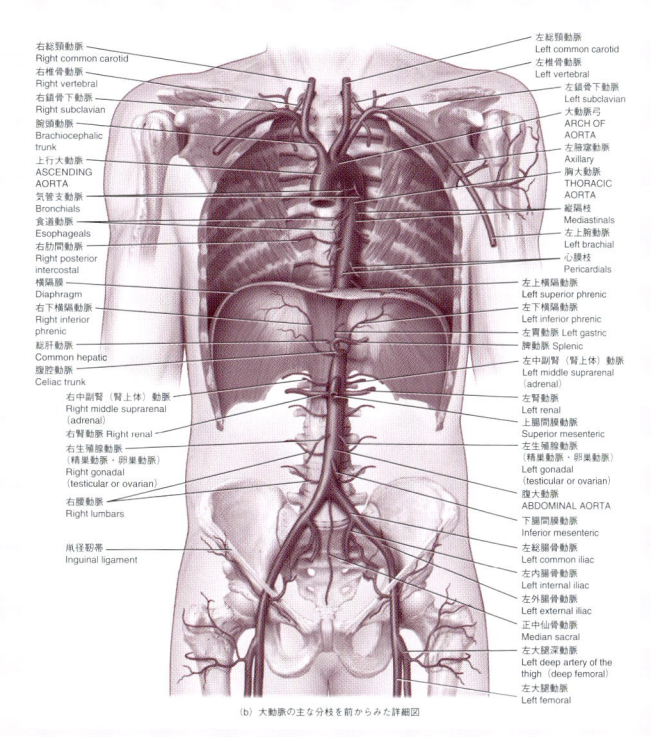

図Ⅵ-ⅴ-2

【出典】「トートラ人体の構造と機能 第4版」P840 図21.18

5. 氷頸カバーか三角巾で覆う

氷頸カバー

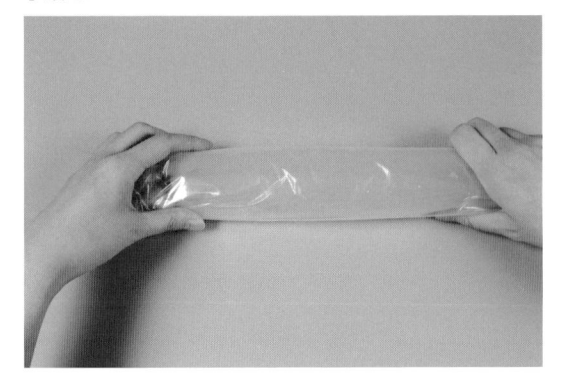

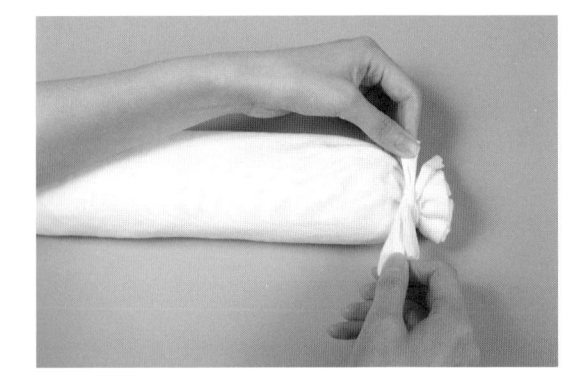

三角巾

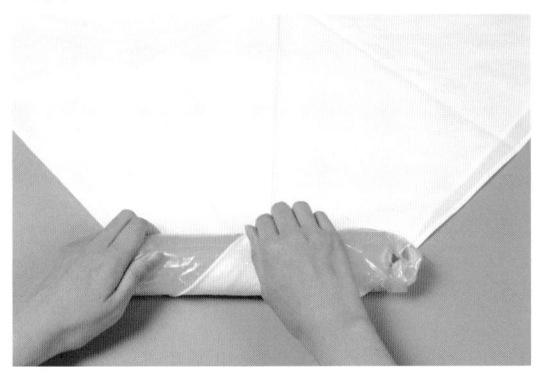

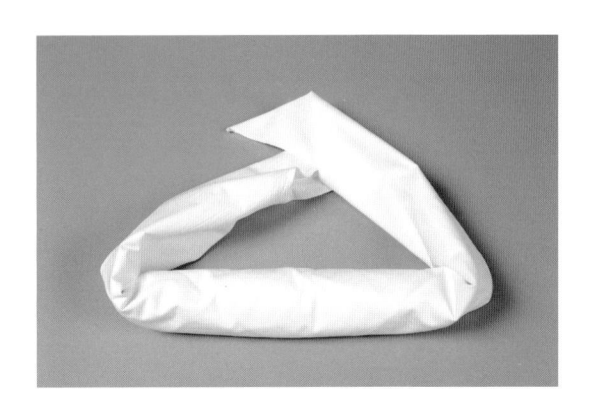

6. 患者に氷頸を当てる

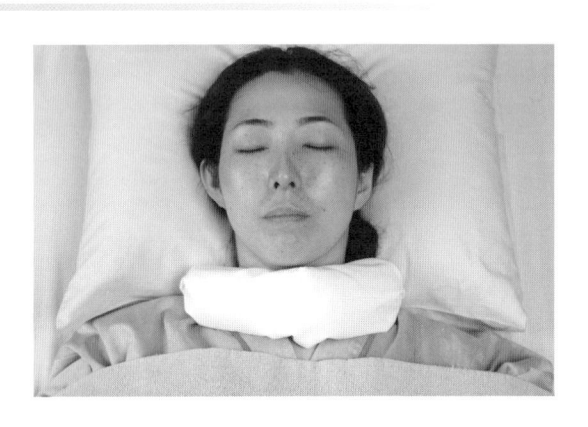

参考文献：
1) 「ゴム製氷枕の種類」http://www.geocities.jp/korimakura/shurui.html　2012/5/2
2) 「知っていると便利　氷枕の作り方」
   http://homepage2.nifty.com/taka_matsu/demae_page/hatunetu/taion.html　2012/5/2
3) 日本赤十字社秦野赤十字病院　発熱時の対処法
   http://www8.ocn.ne.jp/~hadanorc/singairai/syounika/netu1.htm　2012/5/2
4) 堀篤雄，峰村淳子，石塚睦子，成田みゆき，「ラ・スパ 2013」，医学評論社，2012.
5) 氷枕の当て方 http://www.nctd.go.jp/senmon/shiryo/kango/html/k/k0402.html　2012/5/2
6) みずまくら・氷枕・こころの博物館
   http://aughare.web.infoseek.co.jp/wp_how_to.html#junbi　2012/5/2
7) 冷罨法：http://book.geocities.jp/kateikango/scratch1-11-21.htm　2012/5/2
8) 吉田時子，「最新看護学全書 13　看護学総論Ⅱ」，メヂカルフレンド社，1975.

画像提供：ⓐ製氷機　ホシザキ電気　全自動製氷機 IM230AM

Q・2　頸部を冷やしすぎた場合の問題は？

　氷枕，氷囊と同様，血液循環や感覚神経の働きが低下するので，皮膚の色の変化，凍傷，感覚麻痺などを起こす可能性があります．特に，長時間の同一部位の冷却には注意が必要です．

氷頸コラム

放射線治療と冷罨法

　放射線が皮膚に当たるとかぶれたり火傷のようになってしまいます．ただし，その程度は，照射するがんの部位・深さ・方法・方向によって多少異なります．例えば，がんが浅い部位に存在する場合，皮膚の表面の線量が多くなり，皮膚炎を起こしやすくなります．逆に深いがんに対しては，深部にあるがんにピークの線量が合わせられるため，皮膚障害を発症しにくいということになります．また，放射線を一方向からではなく，何方向かに分散する方法で行う場合も，放射線量が分散し，皮膚障害のリスクは低くなります．しかし，いずれにしても放射線があたっている場所は，皮膚が敏感になります．

　急性の皮膚障害は，治療中から起こり，治療終了後数カ月して回復します．また，治療終了後数カ月～数年経過して潰瘍を発症することがあります．さらに放射線治療終了後に抗がん剤治療を行った場合，照射部位の皮膚炎が再燃することがあります．

　放射線治療による皮膚障害によって，熱感，搔痒感，ヒリヒリした感じなどがある場合の対処法として，氷頸，氷囊，アイスノン，冷たいタオルでの冷罨法があります．皮膚炎を起こしている部位への刺激を緩和するように皮膚に当たる布は肌触りの良い柔らかい布かタオルとし，氷の当たりや重さなどに関しても配慮が必要です．糖尿病・膠原病・低栄養患者さんや化学療法と併用して放射線治療を行っている患者さんは，特に皮膚障害が出やすいので気を付けましょう．皮膚障害が悪化するような場合は，医師に相談してください．

吸入ガイダンス

酸素吸入の流量と吸入気酸素濃度

方法		酸素流量 / 分	吸入気酸素濃度
経鼻カヌラ		1〜4 L / 分	24〜30%
酸素マスク フェイスマスク		5〜10 L / 分	35〜50%
ベンチュリーマスク ※酸素流量 / 分・吸入気酸素濃度を色で区別されているダイリューターで変更できる 気管切開部位用のものをトラキマスクという	青	4 L / 分	24%
	黄	4 L / 分	28%
	白	6 L / 分	31%
	緑	8 L / 分	35%
	赤	8 L / 分	40%
	橙	10〜12 L / 分	50%
リザーバー付きフェイスマスク		5〜10 L / 分	40〜70%

吸入コラム

酸素流量は，どのようにして決めますか？

　一般的には，動脈血ガス分析で動脈血酸素分圧（PaO_2）を測定し，初回投与時の吸入気酸素濃度（FiO_2）と FiO_2 にあわせた酸素流量を決定します．PaO_2 の基準値は 80〜100 Torr（mmHg）です．『米国胸部学会 COPD ガイドライン』（1996 年度版）には，下の表のように記載されています．

PaO_2 > 60 Torr に到達するために推奨される初回の酸素流量設定

室内気吸入 PaO_2：動脈血酸素分圧（Torr，または mmHg）	FiO_2：吸入気酸素濃度（%）	鼻カヌラ使用時の酸素流量（L/分）
50	24	1
45	28	2
40	32	3
35	36	4

　酸素投与を開始して安定した状態になるまでには，20〜30 分かかるので，30 分後に再度動脈血ガス分析を行い，PaO_2 60（Torr），SpO_2 では 90% 以上の値を維持できるように調整します．ただし PaO_2 は高ければ高いほどいいというわけではありません．むしろ，高すぎる PaO_2 は CO_2 ナルコーシスの原因となります．

酸 素 吸 入

■ 必要物品の準備

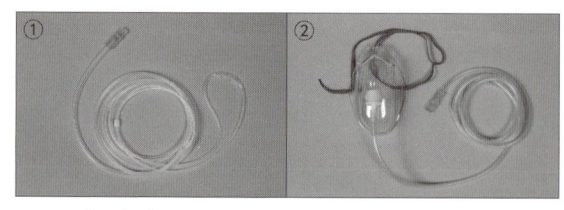

① 経鼻カヌラ
② 酸素マスク
③ ベンチュリーマスクとダイリューター
④ リザーバー

患者さんに指示された方法の物品を準備する．

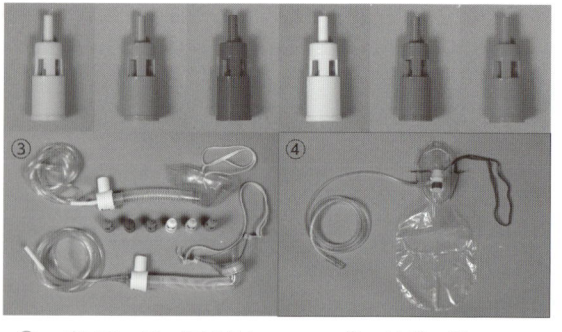

指示されたマスクかカヌラを患者に装着する

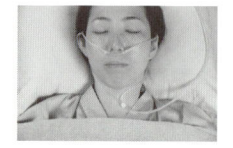

酸素カヌラ 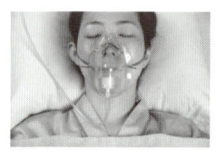　　酸素マスク（フェイスマスク） 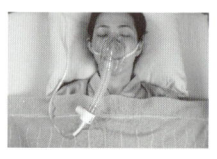　　ベンチュリーマスク 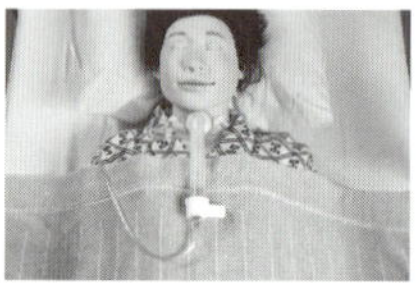　　ベンチュリートラキマスク（気管切開用） 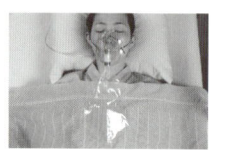　　リザーバー付きフェイスマスク

■ 酸素流量計・酸素加湿器の使用方法

1. 加湿器（湿潤器）に滅菌蒸留水か精製水を入れ，流量計と接続する

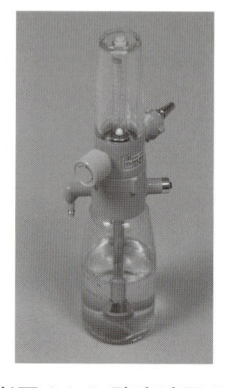

2. 酸素の中央配管口（アウトレット）に酸素の流量計・加湿器を接続する

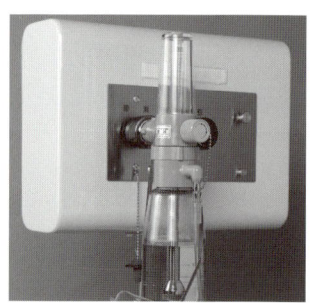

3. 医師から指示された酸素流量を流す

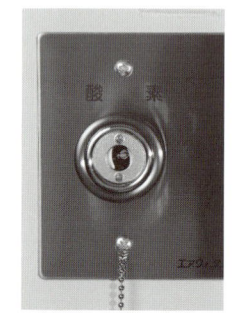

解剖生理の視点

Q・1　酸素吸入の適応者は？

「SpO_2（動脈血酸素飽和度）90％以下」の低酸素状態にある患者さんが適応となります．

Q・2　酸素吸入の方法はどのようにして選択しますか？

経鼻カヌラは，簡単で不快感が少ない，会話や食事の障害にならない，といった長所がありますが，高い流量（6 L/m 以上）では，鼻粘膜の乾燥や，副鼻腔の疼痛（による頭痛）を起こすことがあります．経鼻カヌラでは流量を多くし過ぎないように注意が必要です．また，流量を多くしても，密閉されていないので，高い酸素濃度（45％以上）を得ることはできません．

一方でマスクは，密閉性が高く，経鼻カヌラよりも高い酸素濃度を得ることができ，口呼吸でも酸素供給ができます．マスク内に呼気ガスが貯まらないようにするために 5 L/m の流量で使用するのが望ましいとされています．

Q・3　酸素吸入時，加湿するのはなぜでしょう？

一般に，酸素を吸入する際生じる風による気道の乾燥を防ぐために行われています．気道の乾燥は，気道の上皮細胞を直接傷害するとともに，気道粘膜の線毛運動を低下させ，痰の粘稠性を上げるので，喀痰の排出を困難にします．

ただし，低流量の酸素吸入では，大気の方がより多く含まれるので，加湿の有無は大きな問題になりません．日本呼吸器学会・日本呼吸管理学会の『酸素療法ガイドライン』（2006 年発行）では，「鼻カヌラでは 3 L/m まで，ベンチュリーマスクでは酸素流量に関係なく酸素濃度 40％まではあえて酸素を加湿する必要はない」とされています．ただ脱水，口渇著明な人には，低流量であっても加湿したほうが楽な場合があります．

Q・4　酸素吸入で加湿する時，水道水ではなく滅菌蒸留水や精製水を使うのはなぜでしょう？

水道水は細菌汚染の可能性があるためです．

口腔内・鼻腔内の吸引

■ 必要物品の準備

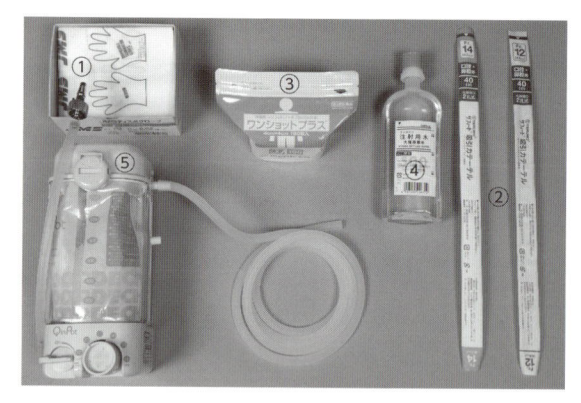

① 手袋　② 吸引用カテーテル　③ 消毒綿
④ 蒸留水　⑤ 排液瓶

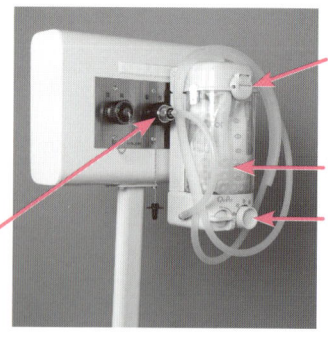

- 吸引圧表示部分
- 排液瓶
- 吸引圧調節つまみ
- 中央配管の吸引口に吸引器接続

■ 口腔の吸引方法

1. **患者の状況を確認し，吸引することを説明**

   「痰が絡んで出せないようですね．吸引しますか？」

   「ゼーゼー…」

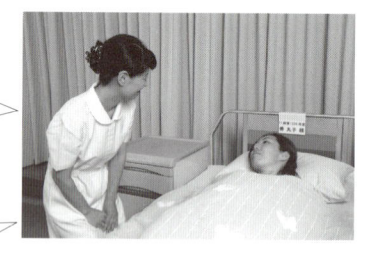

2. **吸引カテーテル開封**

   ※吸引カテーテルのサイズ
   フランス式ディスポーザブルカテーテル 10〜14Fr
   イギリス式ネラトンカテーテル 6〜8号

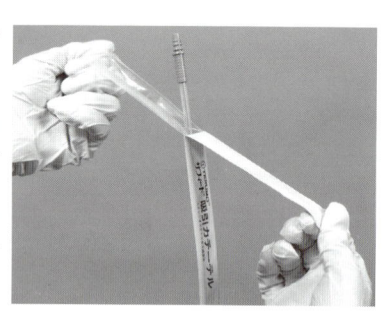

3. **接続管と接続**

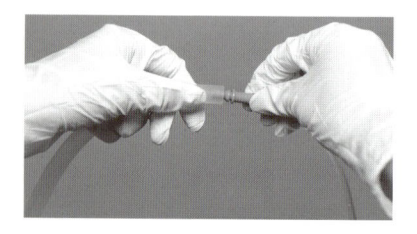

4. **吸引圧設定**

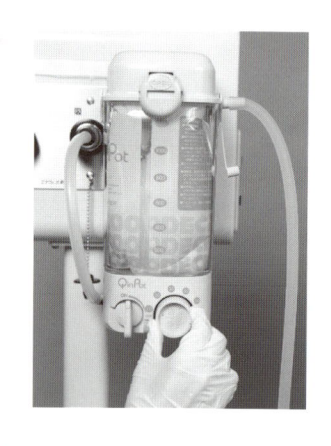

5. **圧をかけずに口腔に挿入**

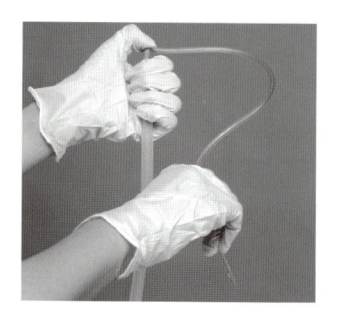

6. **口腔内を吸引**

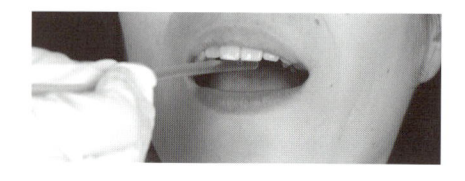

V 吸入・吸引

解剖生理の視点

Q・1 口腔内・鼻腔内吸引の適応者は？

喀痰排出力の低下，呼吸筋麻痺，気管内挿管や気管切開を行っている患者さんが適応です．気道内分泌物や食物残渣などの貯留物の排出が困難な患者に対して，すみやかに貯留物を除去し，換気をスムーズにすることを目的に行います．

Q・2 口腔内・鼻腔内吸引時の吸引圧は？

低すぎれば十分吸引できず，高すぎると気道粘膜を損傷する危険が高まります．一般に 150 〜 200 mmHg（20 〜 26 Torr）の範囲で調節します．

Q・3 口腔から咽頭までの長さは？

門歯（前歯）から咽頭までの長さは約 10 〜 12 cm です．ちなみに，咽頭から気管分岐部までの距離も約 10 〜 12 cm です．

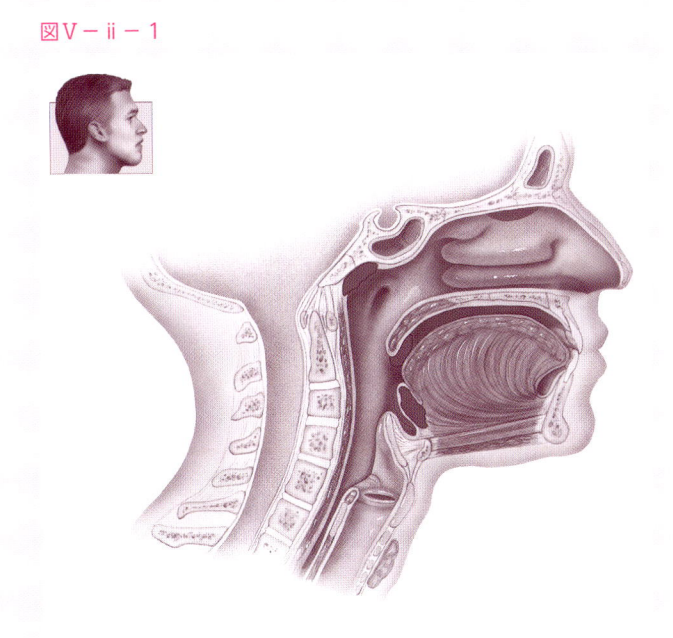

図V−ⅱ−1

【出典】「トートラ人体の構造と機能 第 4 版」P933 図 23.2（b）

7. 吸引チューブを消毒

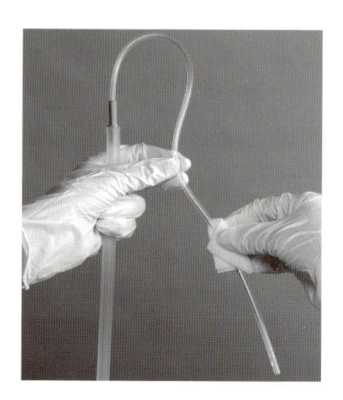

8. 蒸留水を吸引し，カテーテルの内腔洗浄

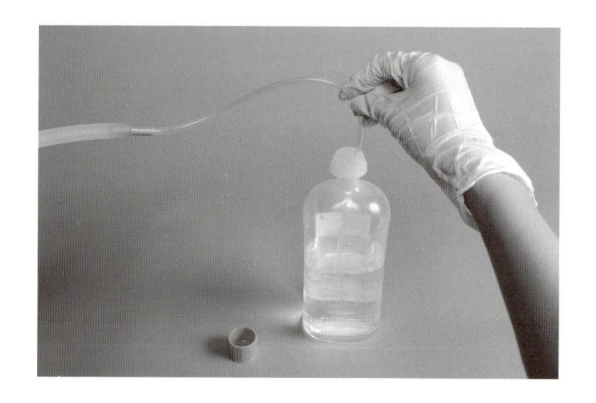

■ 鼻腔の吸引方法

1. 患者の状況を確認し，吸引することを説明

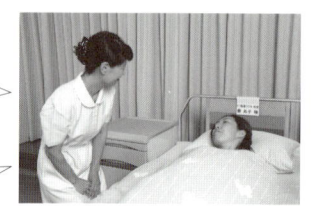

痰が絡んで出せないようですね．吸引しますか？

ゼーゼー…

2. 吸引カテーテル開封

※吸引カテーテルのサイズ
フランス式ディスポーザブルカテーテル 10 ～ 14Fr
イギリス式ネラトンカテーテル 6 ～ 8 号

3. 接続管と接続

4. 吸引圧設定

5. 圧をかけずに鼻腔に挿入

6. 鼻腔内を吸引

7. 吸引チューブを消毒

8. 蒸留水を吸引し，カテーテル内腔を洗浄

Q・4 口腔内・鼻腔内吸引時の1回の吸引時間は？

1回の吸引時間は長くても10〜15秒以内にします．「吸引中の患者は呼吸ができない」という事実を忘れないようにしましょう．

Q・5 鼻腔へは管は約何cm挿入するといいのですか？

鼻腔は奥（後方）で上咽頭を介して口腔後方の中咽頭，さらに下咽頭へとつながっています．痰が咽頭に貯留しやすく換気を妨げている場合は，上咽頭を含めて吸引することが必要です．管を挿入する長さは15〜20 cmが目安とされています．しかし，口腔内吸引で喘鳴や患者の咽頭の閉塞感が消失するならば，無理に鼻腔の奥深くまで管を入れて吸引する必要はありません．

超音波ネブライザー（超音波噴霧器）

1. 指示液を準備する

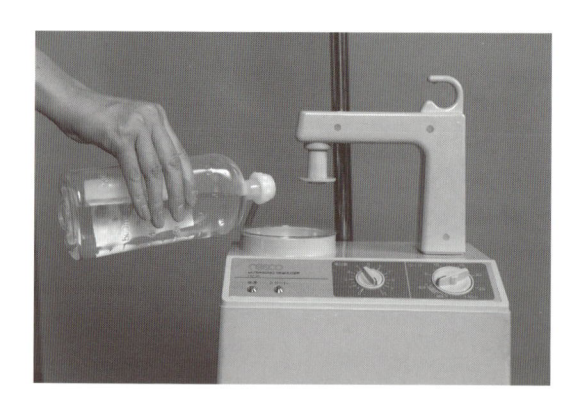

2. 蛇腹などをセットする

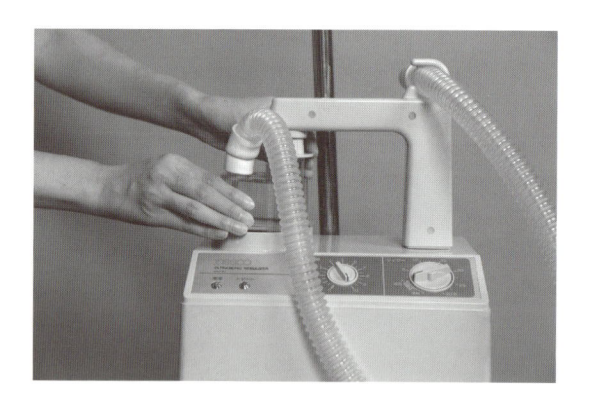

3. 蛇腹の口を消毒する

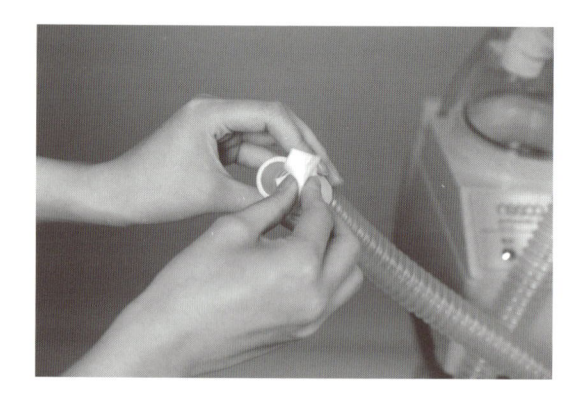

4. 電源を入れて，吸入開始

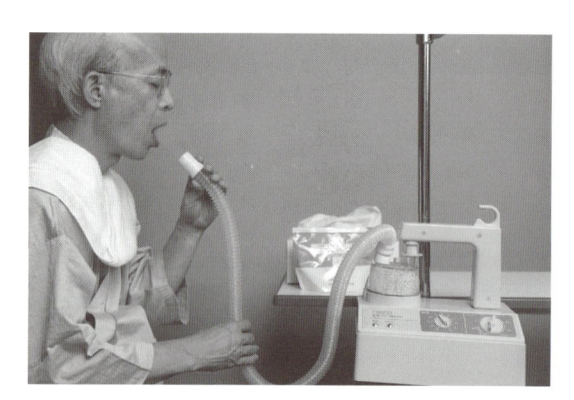

胸元が湿らないようにタオルを当てる．蛇腹の口は，患者の口から 2〜3 cm 離して吸入させる．痰などは適宜ティッシュに吐き出すように伝える．

5. 痰の有無や性状を確認し，蛇腹の口を消毒して片付ける

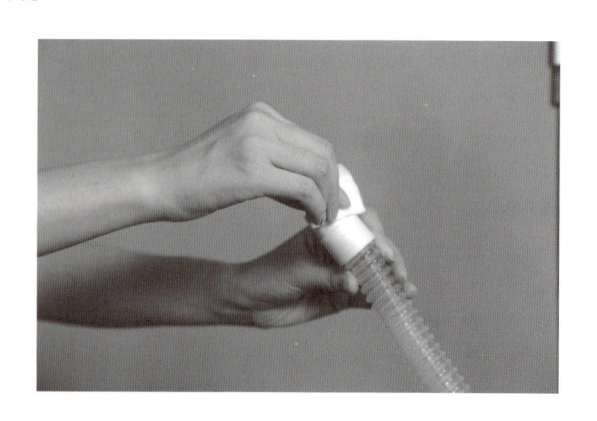

解剖生理の視点

Q・1　ネブライザーの適応は？

　　ネブライザーは薬液を粒子状にして気道に送り込むことで，気道の分泌物を軟らかくし喀痰の喀出を促すとともに，薬剤を気道に届けやすくすることを目的に行います．一般に，ネブライザーは，呼吸機能低下，疼痛や術後などで自力排痰ができない場合，喘息などで気管支攣縮がある場合，薬剤の経気道投与が必要な場合に適応になります．超音波ネブライザーは特に粒子を細かくし，薬液を肺胞まで到達させるときに行います．

Q・2　ネブライザーの指示液の種類は？

　　生理食塩水を加湿剤とし，去痰剤や気管支拡張剤等といった喀痰の喀出を促す薬剤の他，気道の炎症を抑える抗炎症剤や抗生物質などを併用して使用します．加湿剤として蒸留水や水道水でなく生理食塩水を用いるのは，喘息患者では蒸留水の吸入が刺激となり，気管支痙攣を起こす場合があることや，特発性慢性鼻炎患者では蒸留水の吸入で過換気を急性発症する場合があることが知られているためです．

Q・3　ネブライザー中や後の観察点は？

　　ネブライザー施行中はSpO_2が低下することがあるため，患者さんによっては，呼吸状態や顔色の変化の観察が必要です．また，気管支拡張薬を用いている場合には，特に副作用としての交感神経刺激症状（頻脈，動悸，悪心・嘔吐，頭痛，興奮，手指のしびれ，不安感など）に注意してください．

低圧持続吸引

開胸術後や自然気胸などのために胸腔内に貯留した出血・滲出液を排液したい時や，胸腔内に貯留する空気を脱気したい時に低圧持続吸引器を使用することがある．

主な観察点は，以下の通りである．

皮下気腫の観察
※エアリークがみられる場合，ドレン挿入部周囲や躯幹の皮下に空気が溜まることがある

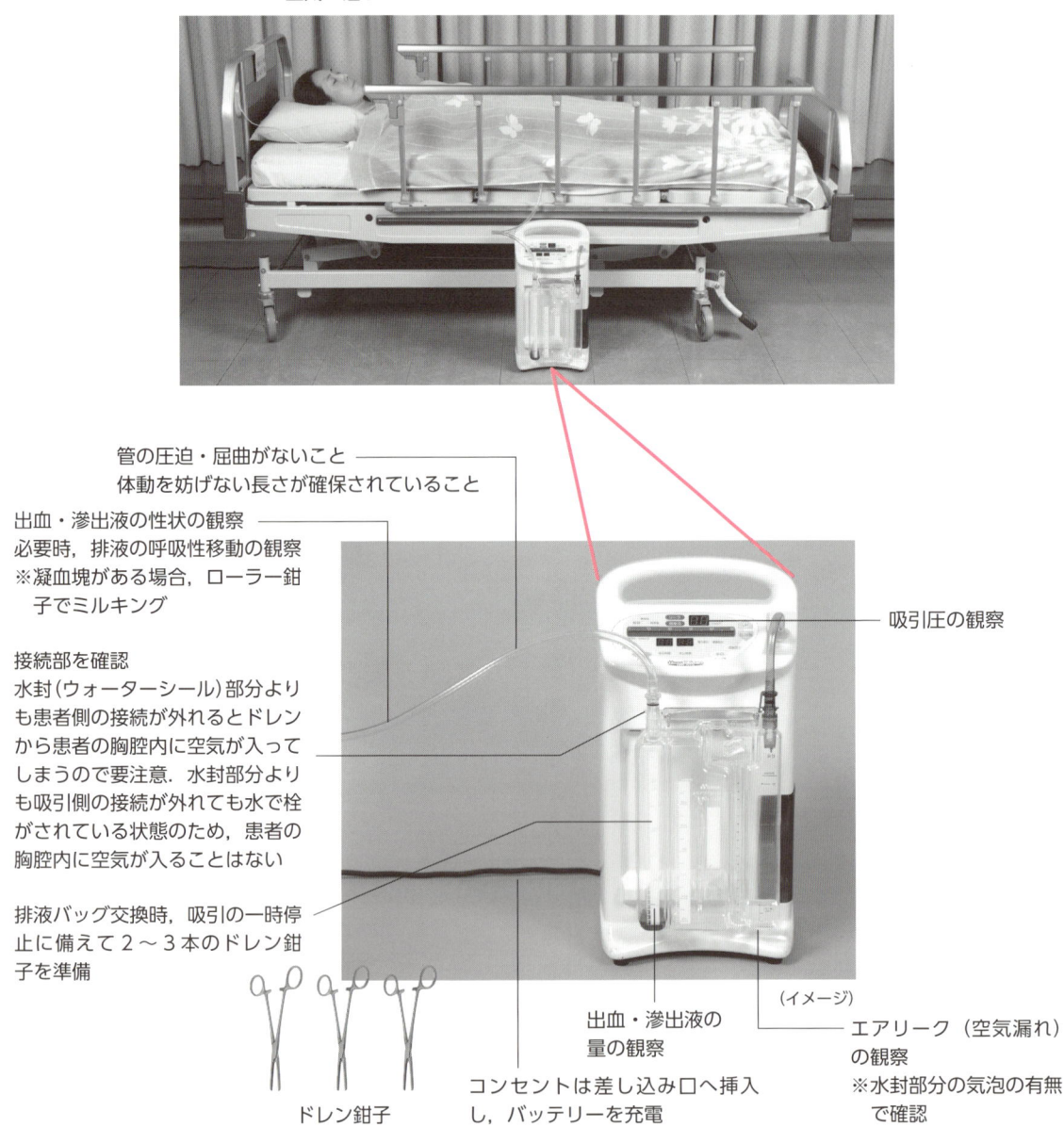

管の圧迫・屈曲がないこと
体動を妨げない長さが確保されていること

出血・滲出液の性状の観察
必要時，排液の呼吸性移動の観察
※凝血塊がある場合，ローラー鉗子でミルキング

接続部を確認
水封（ウォーターシール）部分よりも患者側の接続が外れるとドレンから患者の胸腔内に空気が入ってしまうので要注意．水封部分よりも吸引側の接続が外れても水で栓がされている状態のため，患者の胸腔内に空気が入ることはない

排液バッグ交換時，吸引の一時停止に備えて2～3本のドレン鉗子を準備

ドレン鉗子

出血・滲出液の量の観察

コンセントは差し込み口へ挿入し，バッテリーを充電

吸引圧の観察

（イメージ）

エアリーク（空気漏れ）の観察
※水封部分の気泡の有無で確認

Q・1　呼吸性移動とはなんですか？　どのような時にどこを観察すると良いですか？

　　深呼吸をした際に，吸気と呼気時の胸腔内の陰圧の変動でドレン内の排液が前後に動いたり，吸引器内の水封部分の滅菌蒸留水が上下に移動することを呼吸性移動といいます．呼吸性移動はドレンの吸引圧が適切であるかを確認する一つの指標となります．まったく呼吸性移動がない場合，ドレンが凝血塊などで閉塞している可能性が考えられます．ただし，肺が十分に膨張できている状態では，胸膜腔内の気体が減る分，呼吸性移動は小さくなるか消失します．

Q・2　水封するのはなぜでしょう？

　　胸膜腔内はもともと陰圧です．水封（ウオーターシール）なしで，吸入器の陰圧をかけていない場合，胸膜腔に空気が入っていってしまうおそれがあります．万一，胸腔内に空気が入ってしまうと肺が圧迫され，患者は呼吸が苦しくなります．また，気胸の時は，吸引器によって吸引された胸腔内の空気が，水封部分を通る時に気泡となりますので，その発見のためにも水封部分は役立ちます．陰圧をかけている場合もかけていない場合も，水封は重要です．

Q・3　エアリーク（空気漏れ）が起こる場合とその治療は？

　　気胸の場合に，肺から胸腔内に空気が漏れることをエアリークといいます．

　　治療方法としては，吸引器で漏れ出る空気を吸引しながら治るのを待つ方法があります．それでもエアリークが治らない場合は，胸腔内で癒着を起こすような薬剤や自己血をドレンから注入・散布して治します．

Q・4　皮下気腫が起こる場合は？　皮下気腫の有無はどのようにして観察しますか？　治療方法は？

　　最も多い原因は，強度のエアリークが継続する場合です．そのような時は，皮下にまで空気が漏れ出ることがあります．皮下気腫のある部位の観察は，指で圧迫すると捻髪音や握雪音を生ずることが特徴です．治療は特になく，自然吸収を待ちます．

Q・5　胸腔内持続吸引器の吸引圧はどのようにして決められるのですか？

　　上記のように，肺の圧迫を解除することが目的ですから，陰圧をかけることになります．症例によって異なりますが，$-8 \sim -10 \, cm \, H_2O$ が一般的です．陰圧が高すぎると肺が収縮しにくくなってしまいます．しかし，圧の設定は患者さんそれぞれの症例によって異なります．

画像提供：ドレン鉗子，高砂医科工業株式会社

バッテリー駆動タイプの低圧持続吸引器

　上記の低圧持続吸引器はコンセントを外してもバッテリーで駆動するため，例えば，手術部からの移送や歩行時にも吸引圧をかけたままドレンをクランプすることなく移動できる．

カートを用いての歩行

　低圧持続吸引器は重いので，歩行時には専用カートを使用する．

ポータブルタイプの低圧持続吸引器

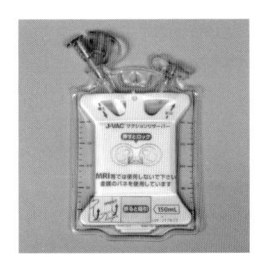

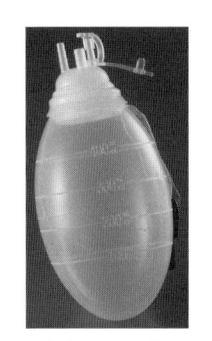

J-VAC® サクションリザーバー　　ウーンドドレナージシステム

参考文献：[1] 阿曽洋子，井上智子，氏家幸子，「基礎看護技術 第7版」，医学書院，2011.
　　　　　[2] 石塚睦子 監修，「看護学生クイックノート」，照林社，2009.
　　　　　[3] 石塚睦子 編，「潜在看護師復職支援テキスト」，へるす出版，2007.
　　　　　[4] 石塚睦子，「呼吸器合併症の発症予測と周手術期看護」，臨床看護，ヘルス出版，28 (10)，2002
　　　　　[5] 川島みどり 監修，「ビジュアル基礎看護技術ガイド」，照林社，2007.
　　　　　[6] 吉田みつ子，本庄恵子，「写真でわかる実習で使える看護技術」，インターメディカ，2010.

画像提供：① ジョンソン・エンド・ジョンソン株式会社 J-VAC® ドレナージ システム http://www.ethicon.jp
　　　　　② 株式会社東機貿 低圧持続吸引システム　ウーンドドレナージシステム
　　　　　　　http://www.tokibo.co.jp/products/tsp_continuous_suction_sys/list.html　2012/5/7

Q・6　胸腔内持続吸引（胸腔ドレナージ）の適応と挿入部位は？

　肺と壁側胸膜の間を胸膜腔といいます．胸膜腔の気圧を胸腔内圧と言い，通常大気圧と比べて低い（陰圧）です．ここに空気や出血・滲出液などの液体が貯留すると，胸腔内圧が高まり，肺が圧迫されてしまいます．胸腔ドレナージの目的は，胸膜腔に貯留した空気や液体を体外に排出し，胸腔内圧を適正に保つことです．具体的な適応として，気胸，胸水，血胸などが挙げられます．

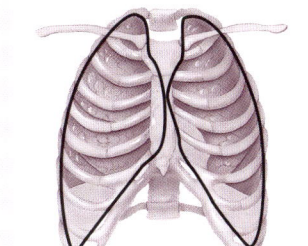

図Ⅴ－ⅳ－1

【出典】「トートラ人体の構造と機能 第4版」P876 図23.9

　挿入部位は，排出されるのが気体か液体かによって異なります．気体は肺の上方に貯留しやすく，液体は肺の下方に貯留しやすいからです．空気の場合，通常は腋窩中線上で，第4肋間から肺尖部に挿入します．液体の場合は，第5または第6肋間から肺尖部に挿入します．

Q・7　ミルキングが必要な場合は？

　ドレンには常に陰圧がかかっている状態なので，通常はミルキングは必要ありません．しかし，ドレン中に濃い血液や凝血塊，組織片などがみられる場合や，胸腔内に出血などの液体があると考えられるにも関わらず排出がみられない場合は，ドレンが詰まっている可能性があるので，ミルキングを行ってみるか，吸引圧について医師に相談しましょう．

Q・8　ポータブルタイプの低圧持続吸引器の適応は？

　皮下などに貯留した出血や滲出液のドレナージを必要とする患者さんで，排液が大量ではなく，自立歩行が可能な場合が適応となります．

気をつけよう　出血について

　例えば，肺の手術直後，胸腔ドレンの排液の性状は一般的に濃厚な血性です．2～3時間以上200 mL/h以上の出血が持続したり，急激に出血が増加する場合は危険です．バイタルサインや呼吸状態を確認するとともに医師にすぐ報告するべきです．

注意を要する排液の性状は？

　排液の異常として，新鮮血様の出血の他，膿の混入，白濁が挙げられます．膿が貯まっている場合は感染（膿胸）を疑い，白濁している場合は胸管の損傷による乳び胸を疑います．

【出典】ブランクのある看護師のための看護技術とケアの復習【復職セミナー前に】より．
http://www.makino-hp.com/entry21.html

Ⅵ 静脈血採血

静 脈 血 採 血

■ 必要物品の準備

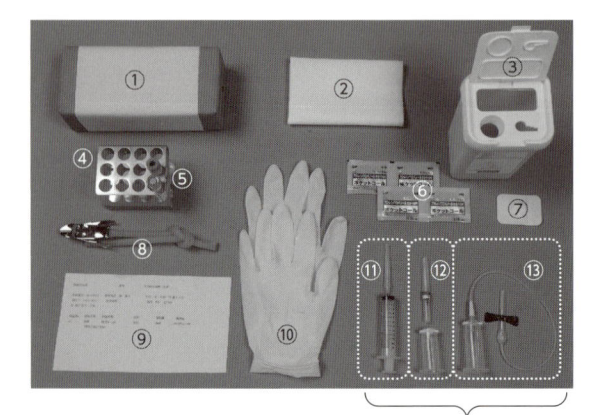

① 肘枕　② 処置シーツ　③ 針廃棄容器
④ 試験管立て　⑤ 真空採血管
⑥ アルコール綿　⑦ 止血テープ　⑧ 駆血帯
⑨ 指示書　⑩ 手袋
⑪ 注射器 ＋ 採血針
⑫ ホルダー ＋ 真空採血針
⑬ ホルダー ＋ アダプター ＋ 翼状針

患者の状況や部位によって器具を選択する

■ 採血器具の種類と準備

1. 採血の指示書と使用する真空採血管，患者さんの氏名を確認する
2. 手洗い，手指消毒の後，手袋を装着する

■ 注射器（シリンジ）⑪の場合

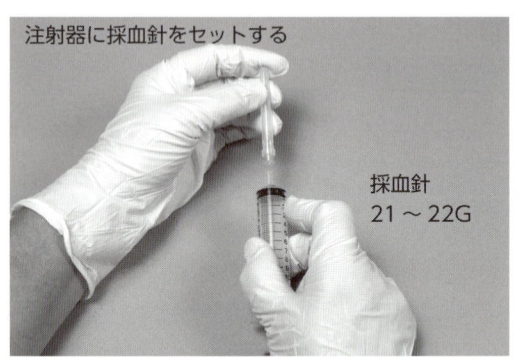

注射器に採血針をセットする

採血針
21〜22G

■ 真空採血管 ⑫の場合

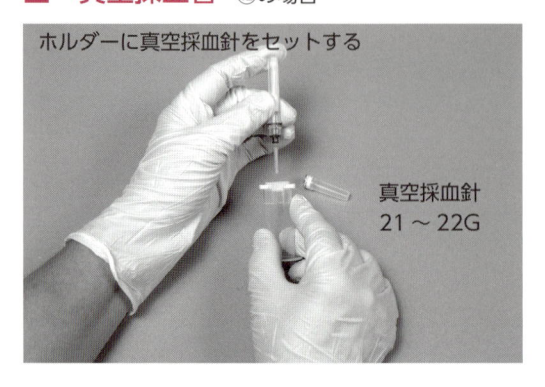

ホルダーに真空採血針をセットする

真空採血針
21〜22G

■ 真空採血管（翼状針の場合）
⑬の場合

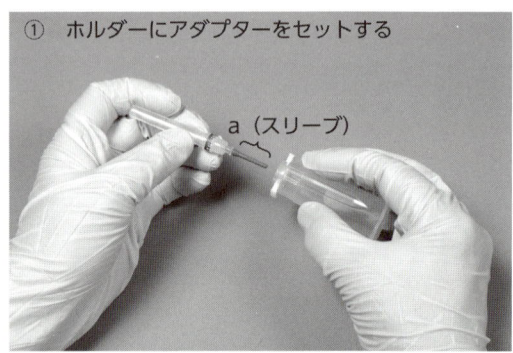

① ホルダーにアダプターをセットする

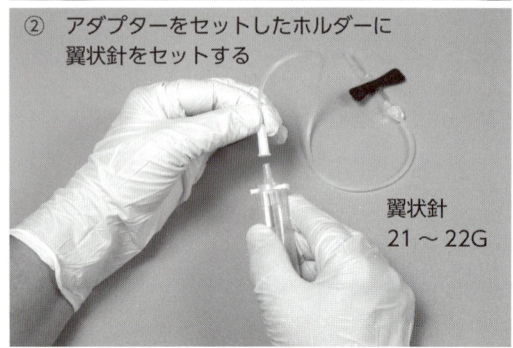

a（スリーブ）

② アダプターをセットしたホルダーに翼状針をセットする

翼状針
21〜22G

解剖生理の視点

Q・1　静脈血採血に使用する針の太さは？

　一般的に，静脈血採血に使用する針の太さは21〜22Gが適しているとされています．針が太すぎれば刺入時に痛みが強くなりますし，静脈に針が入りにくくなります．逆に細すぎる場合，赤血球が注射針の中で壊れてしまい（溶血），正確な検査値が得られなくなってしまいます．

気をつけよう　衛生管理

1本の採血針で採血できる採血管本数が原則6本までとされています．なぜでしょうか？

　翼状針の針とアダプターの間のゴム管をスリーブ（左頁・真空採血管a部分）といいます．ゴムは伸び縮みしますが，それができるのは，ゴムにもともと隙間があるからです[1]．長く採血しているとそれだけ多くの血液がスリーブから漏れ出すので，採血管上部やホルダーが血液で汚染されるリスクが増加してしまうためです．

　ですから，**採血ホルダーも患者ごとに使い捨てましょう**．採血後のホルダーには出血がなくてもスリーブから漏れ出した血液が付着しています．注射針と採血ホルダーは1セットのものとして扱うべきです．

---

[1] これはスリーブだけでなく，医療器具に使われているゴム製品全般に言えることです．例えば手術用の手袋にも隙間があります．従って，術者の手に付着した細菌が通過することを完全に止めることはできません．だからこそ，手袋をして手術するにもかかわらず，外科医や看護師は手洗いを欠かさないのです．

■ 採血の方法

1. 患者確認と目的・方法の説明

   お名前を言ってくださいますか？

   これから採血を行います．

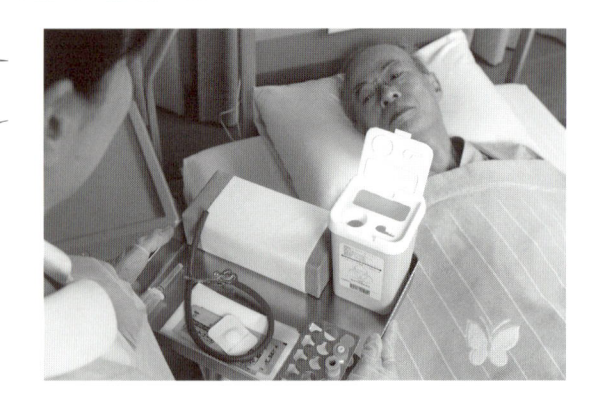

2. 採血部位の確認

   採血部位の確認をしますので，腕を見せてください．

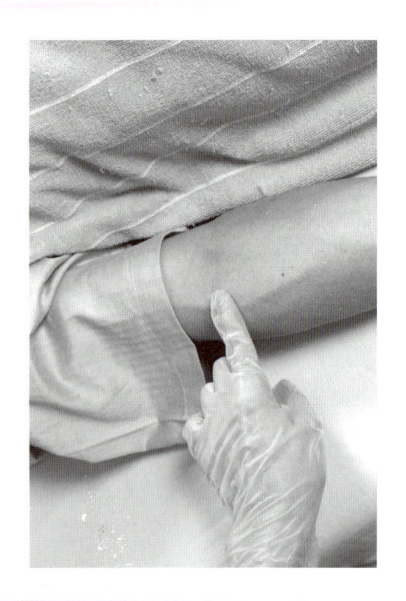

3. 駆血帯の装着

   少しきつく縛ります．
   親指を中にして手を握ってください．

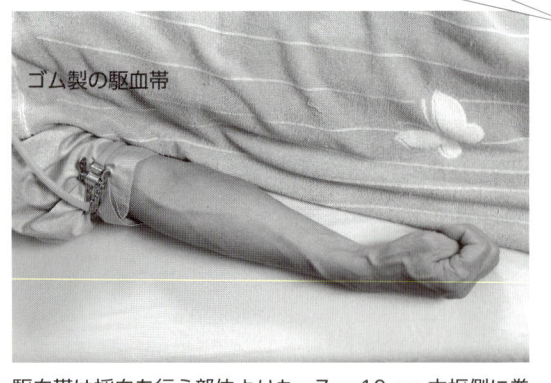

   ゴム製の駆血帯

   布製の駆血帯

   駆血帯は採血を行う部位よりも，7〜10 cm 中枢側に巻く

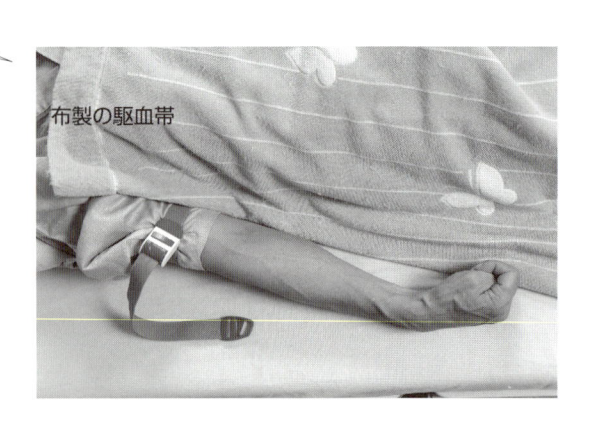

Q・2 採血に適した静脈は？

　Ⅰ与薬，静脈注射の「静脈注射部位の解剖について教えてください」(P43) を参照してください．

図Ⅵ-1　血管穿刺にあたって注意したい近位の神経

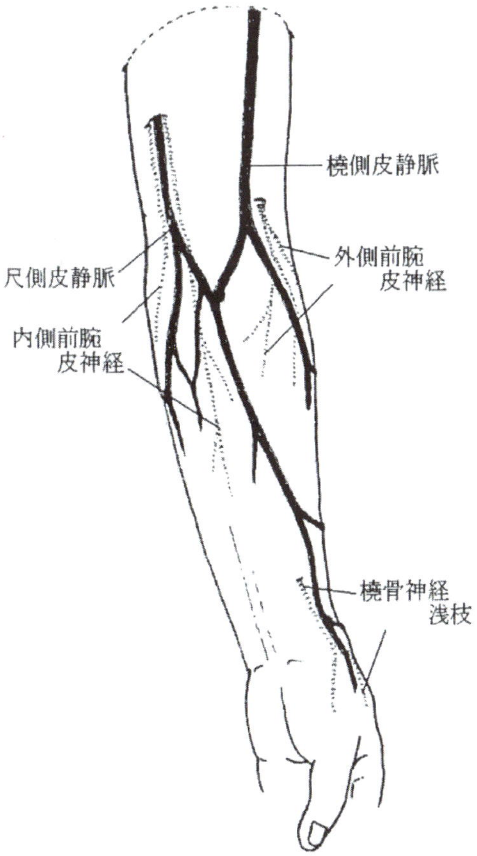

- 橈側皮静脈
- 外側前腕皮神経
- 尺側皮静脈
- 内側前腕皮神経
- 橈骨神経浅枝

【出典】http://www.min-iren.gr.jp/mezasu-iryo/01iryouanzen/anzenjouhou/data/2009/091006_02.pdf

4. 怒張した静脈血管の走行確認

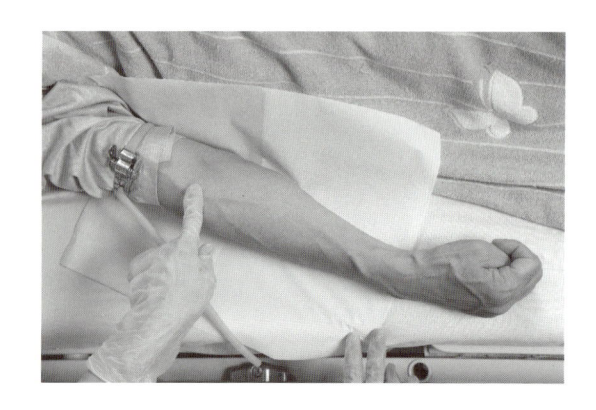

5. 採血部位の消毒

> アルコール綿で消毒します.
> アルコール綿でかぶれたことはありませんか?

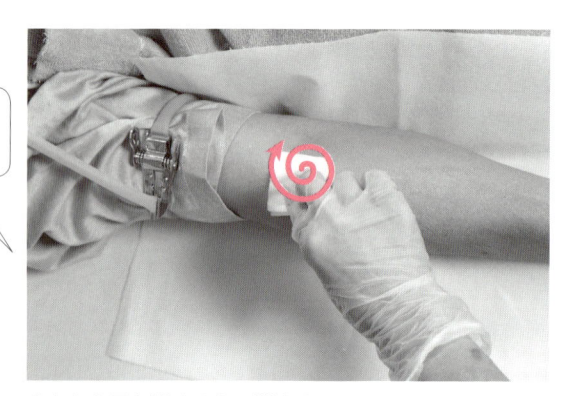

中心から円を描くように消毒する

6. 針の刺入としびれの確認

> 針を刺します.
> 手先に痛みやしびれはありませんか?

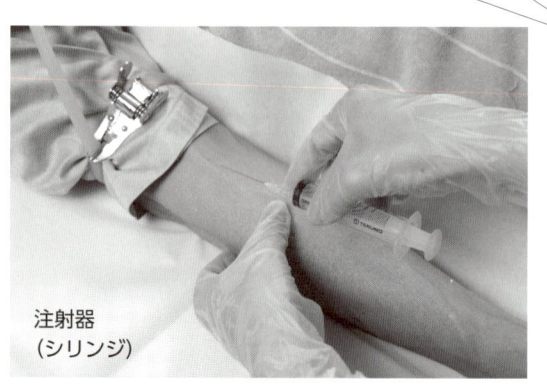

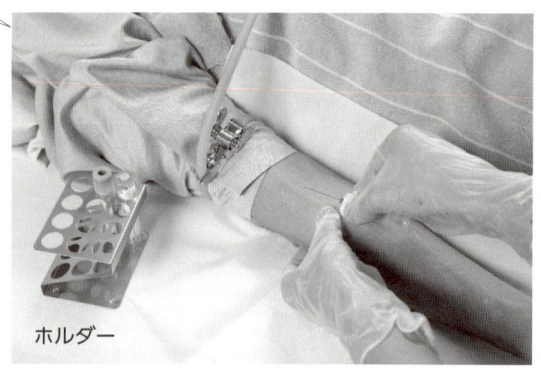

注射器（シリンジ）

ホルダー

刃面を上に向け,針を血管の走行に沿って皮膚に対して10〜30度以下程度の角度で刺入する.

図Ⅵ-2　肘窩部の上腕動脈の走行

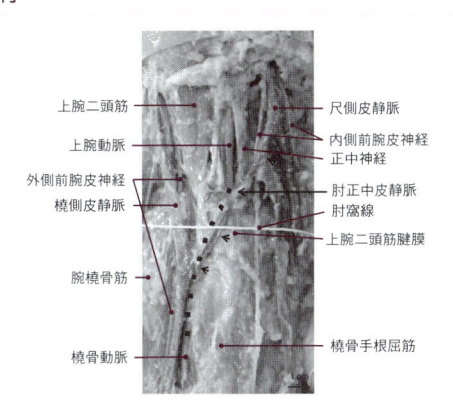

黒い破線は上腕動脈が上腕二頭筋腱膜に覆われて下行し橈骨動脈に移行することを示す（分岐する尺骨動脈は記載してない）．黒い矢印は肘正中皮静脈で橈側と尺側皮静脈を交通する．白い紐は肘窩線と名付け，外側上顆と内側上顆を結ぶ（肘を曲げたときの溝の位置である）

【出典】木森佳子，臺 美佐子，須釜淳子，中谷壽男，「肘窩における皮静脈と皮神経の走行関係；静脈穿刺技術のための基礎研究」形態・機能 2010 Vol.8(2): 67-72. Journal　http://dspace.lib.kanazawa-u.ac.jp/dspace/ handle/2297/24250

Q・3　針が神経に当たったときの症状は？

採血や注射の際に「痛みやしびれがありますか？」と聞かれたことがありますね．神経に直接触れた時の痛みは，鋭く（電撃痛）神経の走行に沿った痛み（放散痛）なのが特徴です．しびれ（運動麻痺）は運動神経に触れた時に出ますが，これは採血針が皮下を超えなければ起こり得ない[1]症状です．後遺症を残す可能性も高いので，患者がしびれを訴えたらその時点で直ちに採血針を抜去して，必ず医師の診察を求めてください．

Q・4　正中神経麻痺，尺骨神経麻痺とは？

一般に，神経麻痺では神経傷害部を叩くとその支配領域に疼痛が放散するTinel（ティネル）サインがみられ，これで傷害部位を確定します．前腕から指までの運動と感覚は，正中神経，尺骨神経，橈骨神経の3つの神経で支配されます．橈骨神経は肘部では伸側を走行するので，採血の際に問題になるのは，正中神経麻痺，尺骨神経麻痺です．

正中神経麻痺では，前腕の橈側と母指から環指母指側1/2までの掌側の感覚が障害されます．運動では，手首の屈曲（曲げること），手指の屈曲，さらに手部では母指球筋の筋力が障害されます．

尺骨神経麻痺では，前腕の尺側と小指・環指小指側1/2の掌背側の感覚が障害されます．運動では，環小指の屈曲障害，母指球を除く手の筋が麻痺します．巧緻な運動が障害されます．

Q・5　駆血帯の強さはどのように決めればよいですか？

Ⅰ与薬，静脈注射の「静脈注射する時に，駆血帯が必要なのはなぜでしょう？」（P43）を参照してください．

---

[1] 繰り返しになりますが，基本的に皮下組織には筋を支配する運動神経は走行していません．

■ 注射器（シリンジ）の場合

7. 必要量を採血する

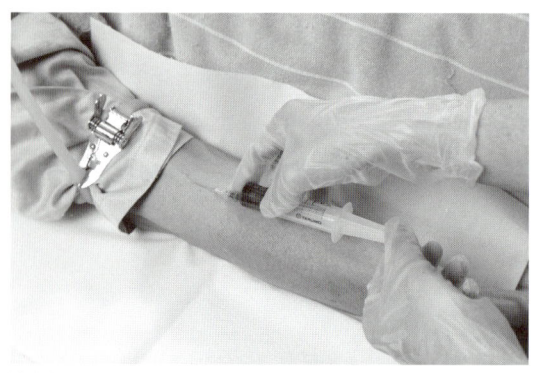

注射器による採血では，針基への血液の逆流を確認し，シリンジに必要量を吸引する．

8. 駆血帯の除去

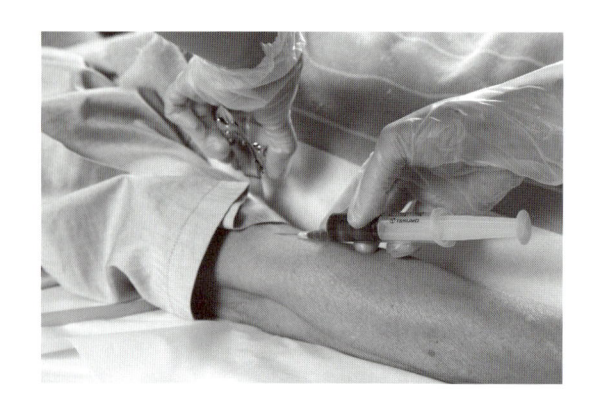

9. 抜針

採血が終りましたので針を抜きます．

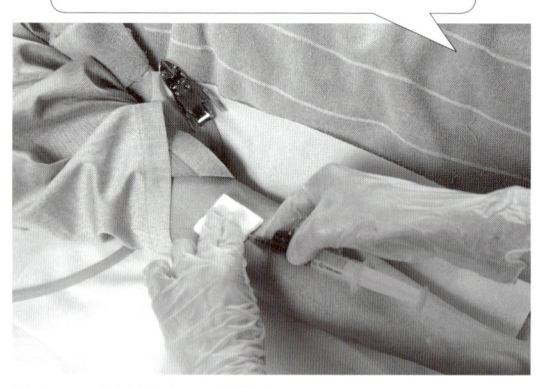

アルコール綿を当て，抜針する．

10. 真空採血管に血液を移す

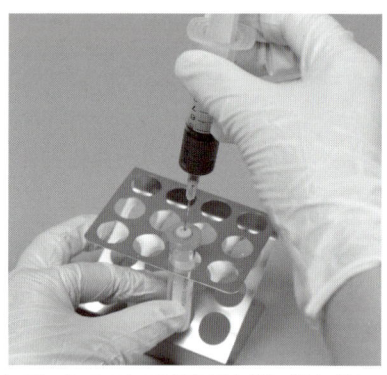

試験官立てに立ててある真空採血管に針を刺し，必要量を移す．

11. 転倒混和を行う

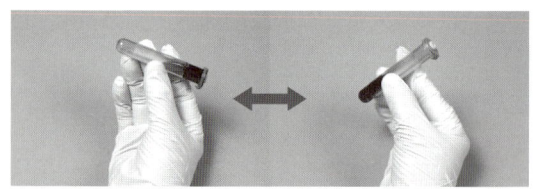

凝固促進剤や抗凝固剤入りの真空採血管の場合，直ちに5～6回ゆっくり転倒混和する．

12. 圧迫止血

血が止まるまで，5分ほどしっかり押さえてください．

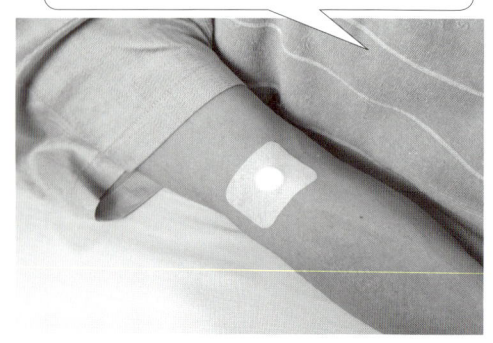

Q・6 駆血時間が長くても問題はありませんか？

長時間駆血帯を装着したままにしておくと，血液の濃縮などの種々の理由により検査データに影響が生じる場合があるため，駆血時間はあまり長くならないよう注意します．1分以内であれば，通常の検査項目への影響は許容範囲内とされています．

Q・7 溶血の原因にはどのようなものがありますか．また，どうすれば予防できますか？

溶血は血液中の赤血球が何らかの原因で壊れることで起こります．溶血を起こす原因は，赤血球膜が弱くなり破れやすくなっているような病的なものや，採血手技や検体の取扱いが原因で起こる場合など様々です（表Ⅵ－1）．

溶血は，赤血球と血清・血漿で分布に大きな差か，ある物質を測定する検査項目の結果に影響を与えます．溶血検体ではカリウムが高値になることはよく知られていますが，カリウムは血清・血漿中より赤血球内が多いためです．

表Ⅵ－1 採血における溶血の原因と予防法

原　因	予防法
水との接触	アルコール綿で消毒した後，アルコールが乾燥してから穿刺する．
泡立ち	細い針はなるべく使用しない． 針が注射器にしっかりと接続していることを確認する． シリンジの内筒を強く引きすぎない． 採血管への分注は，シリンジの内筒を強く押し込まず，なるべく針を管壁に沿わせてゆっくり分注する．
陰　圧	9 mL の採血管を用いた場合に採血量が少なすぎる（2 mL 以下）と，採血管内が陰圧状態になり溶血しやすいので，なるべく針を外して分注する．
物理的衝撃	採血管の転倒混和の際，強く振りすぎない． 全血で長時間放置しない．特に，生化学の検体を冷蔵庫で全血保存しない．

【出典】http://www2.hosp.med.tottori-u.ac.jp/upload/user/00001522-teHYKW.pdf

■ ホルダーの場合

13. 必要量を採血する

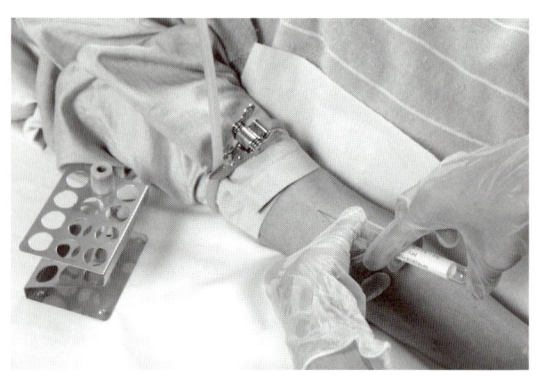

真空採血管をホルダーにまっすぐと押し込む.

14. 駆血帯の除去

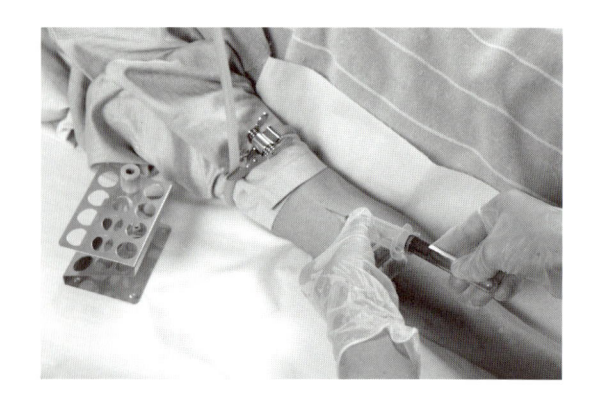

15. 採血後ホルダーから抜去

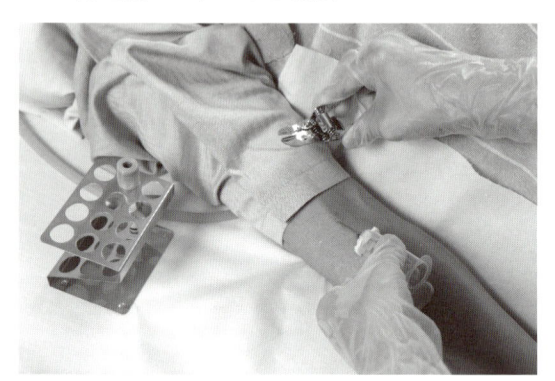

必要量が採取できたらホルダーから抜く.

16. 抜　針

> 採血が終りましたので針を抜きます.

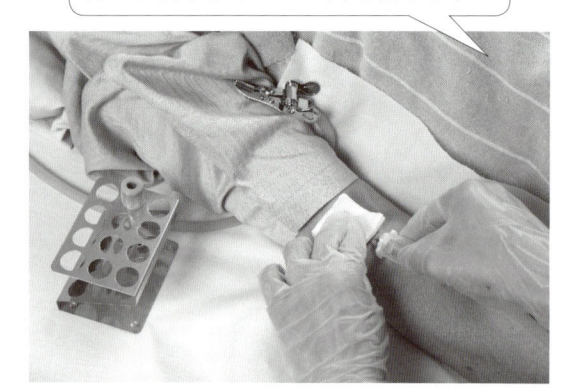

アルコール綿を当て，抜針する.

17. 転倒混和を行う（必要時）

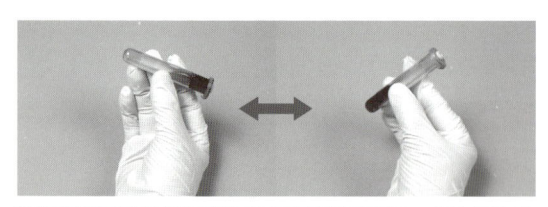

凝固促進剤や抗凝固剤入りの真空採血管は，採血管をホルダーから抜去した後，直ちに5〜6回ゆっくり転倒混和する.

18. 圧迫止血

> 血が止まるまで，5分ほどしっかり押さえてください.

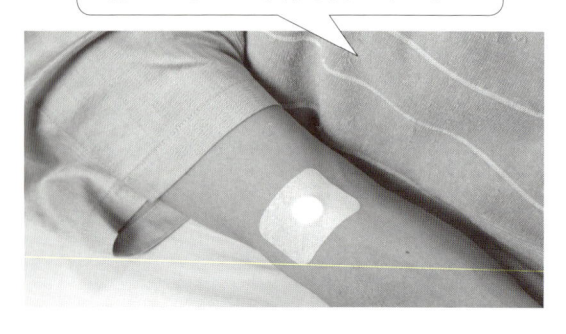

参考文献：猪又克子，清水 芳 監修，「臨床看護技術パーフェクトナビ」，P2〜16，学習研究社，2008.

Q・8　血管迷走神経反射（VVR）とは？

　通常，採血などの痛み刺激は交感神経系を優位にし，脈拍や血圧を上昇させますが，恐怖感や情緒的不安定，激しい痛みなどによる自律神経失調の結果，副交感神経系が優位になることがあります．このために血圧や心拍数が下がり，脳に行く血液循環量を確保できなくなることを血管迷走神経反射（vasovagal reflex：VVR）と呼びます[2]．失神やめまいが主な症状ですが，顔色が悪くなったり，あくび，瞳孔の拡大，落ち着きのなさ，などもみられます．採血によるものは，ほとんどが針を刺して5分以内，多くは採血中に起こりますが，1時間程度は発症の可能性があります．発症時には頭を下げて休ませるようにします．通常，失神は30秒から5分程度で回復し，意識障害などの後遺症はみられません．

気をつけよう　アレルギー，過敏症

　採血に使用する器具や消毒薬によりアレルギー反応や過敏症をきたすことがあります．その原因は，針や駆血帯，手袋，アルコール綿など様々です．

　アルコールに対しての過敏症では，アルコール綿での消毒後に皮膚の発赤や膨隆，かゆみ，水疱などを生じることがあります．また，駆血帯や手袋に使用されているラテックス素材に対するアレルギーも時に重篤になりやすいです．

　皮膚の局所反応の場合は，症状が軽度であれば経過観察を行います．必要時，抗ヒスタミン剤などの薬剤を使用します．アナフィラキシーなどの全身の症状が見られた場合は，バイタルサイン測定などの全身状態の観察を行い，すみやかに医師に連絡し，応急処置を行います．

---

[2] 採血や注射以外では，長時間の立位や高温，脱水なども原因としてよく知られています．小学校の朝礼や運動会などで，気分が悪くなったり倒れたりした同級生がいませんでしたか？　それと同じ状態だと理解しておけば，観察の助けになるでしょう．

Ⅶ 穿刺

胸腔穿刺

■ 必要物品の準備

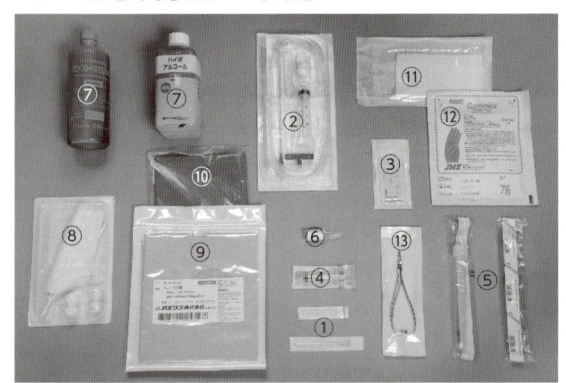

① 注射針・カテラン針　② 穿刺セット
③ 糸付縫合針　④ 注射器　⑤ 滅菌試験管
⑥ 局所麻酔薬
⑦ 消毒薬（ポピドンヨード，ハイポアルコール液）
⑧ 消毒用キット　⑨ 滅菌穴あき覆布
⑩ 処置用シーツ　⑪ 滅菌ガーゼ　⑫ 滅菌手袋
⑬ 持針器

■ 方法

1. 患者の準備
上半身の衣類を脱いでもらい，穿刺のための体位を準備する．

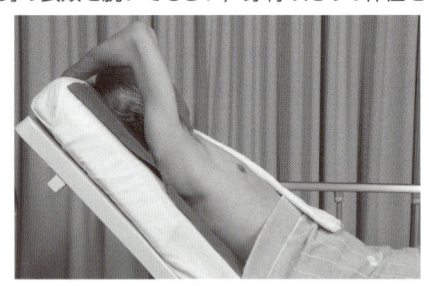

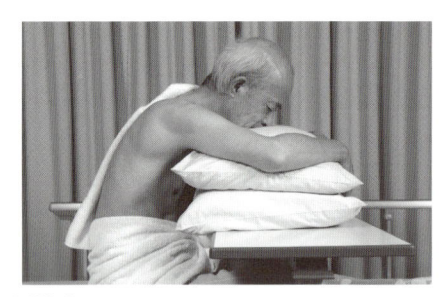

2. 必要物品を清潔区域の外から渡し，物品を準備する（看護師）
清潔区域でスキントレイを広げ，必要物品の準備をする．
表面麻酔薬の吸い上げをする．消毒用ポピドンヨード綿球を用意するのを助ける（看護師は医師の介助をする）．

3. 医師は穿刺部位を消毒し，滅菌穴あきシーツで覆う（医師）

4. 医師が局所麻酔を行う

> 皮膚の表面に麻酔薬を注射します．ちょっとチクっとします．

5. 穿刺針で胸腔を穿刺し，穿刺液を滅菌試験官に入れる

6. 穿刺針を抜針後消毒し，ガーゼを当てて圧迫し，絆創膏で固定する

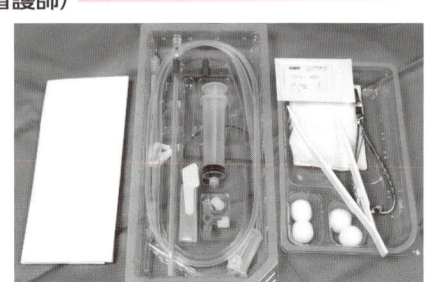

図Ⅶ-ⅰ-1

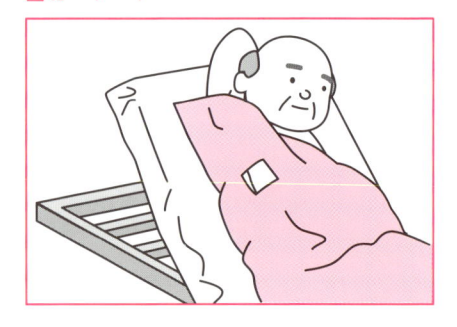

解剖生理の視点

Q・1　胸腔穿刺の適応者は？

　　肺の周囲の胸膜腔に，気体や液体（胸水）が貯留した患者が適応となります．前者は通常気胸が原因です．胸水の原因には様々なものがありますが，大きく胸膜に炎症が起きる胸膜炎と胸膜の透過性の亢進による胸水貯留の二つに分けることができます．

　　また，検査診断のための穿刺や外傷による出血時などに行われることもあります．

Q・2　胸腔穿刺はどの部位で行えばよいですか？

　　起立位では，気体が肺の上方に貯留するのに対し，液体は下方に貯留します．このため，一般的に

　　脱気時：第2・3肋間鎖骨中央線上
　　排液時：第6・8肋間中腋窩線上または後腋窩線上

が選ばれます．どちらの場合も，これらの部位では，肋間神経，肋間動静脈が肋骨の下縁を走行しているので，穿刺は肋骨の上縁で行うことが重要です．

図Ⅶ-i-2

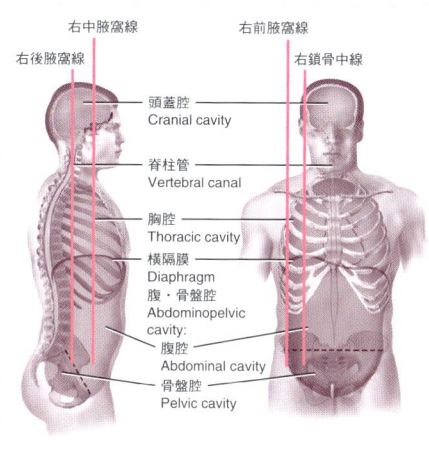

図Ⅶ-i-3

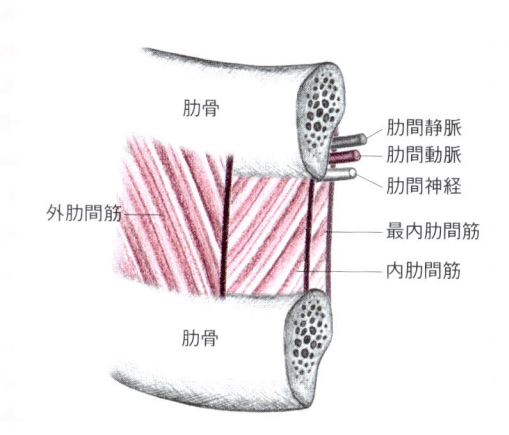

【出典】「トートラ人体の構造と機能第4版」P17 図1.9

Q・3　穿刺液（胸水）の状態で観察すべきことは？

　　胸水は，大きく滲出性胸水と漏出性胸水に分類されます．滲出性胸水は，主に血液の固体成分（白血球やタンパク質）が漏れだしたもので，胸膜の炎症を反映します．漏出性は主に液体成分（血漿）が漏れだしたもので，胸膜の透過性の亢進を反映します．毛細血管内の静水圧が増加した場合や膠質浸透圧が低下した場合にみられます．

表Ⅶ-i-1

	滲出性胸水	漏出性胸水
主な原因	・胸膜炎（癌性胸膜炎，結核性胸膜炎，細菌性胸膜炎など）を起こす様々な疾患 ・Meigs症候群 ・膵炎	・うっ血性心不全——静水圧↑ ・肝硬変　　　　　膠質浸透圧↓ ・ネフローゼ症候群｝（血中の蛋白質〔アルブミン〕の低下による）
Lightの基準	① 胸水タンパク/血清タンパク>0.5 ② 胸水LDH/血清LDH>0.6 ③ 胸水LDH>（血清LDHの正常上限）×2/3 ①～③のうちいずれか1つを満たす	左の①～③のいずれも満たさない
外観	様々（淡黄色，黄褐色，血清，混濁など）	淡黄色，透明
備考	・Rivalta反応が陽性，比重が1.018以上なども参考となる ・原因疾患ごとに胸水の性状に特徴があり，診断に有用である	・Rivalta反応が陰性，比重が1.015以下なども参考となる

【出典】医療情報科学研究所 編，「病気がみえる Vol.4，呼吸器 第2版」，メディックメディア P286

腹腔穿刺

■ 必要物品の準備

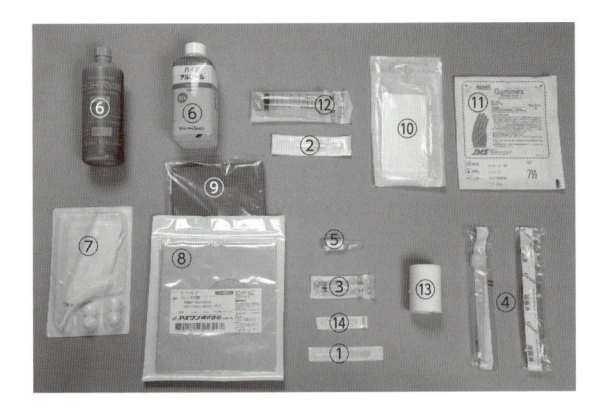

① カテラン針　② 注射針
③ 注射器　5 mL　④ 滅菌試験管
⑤ 局所麻酔薬
⑥ 消毒薬（ポピドンヨード液，ハイポアルコール）
⑦ 消毒用キット　⑧ 滅菌穴あき覆布
⑨ 処置用シーツ　⑩ 滅菌ガーゼ
⑪ 滅菌手袋
⑫ 注射器　50 mL
⑬ 固定テープ
⑭ 注射針

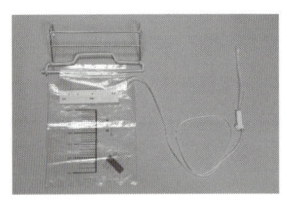

排液用セット

■ 方法

1．患者の準備

患者さんに腹腔穿刺の目的・方法を説明し，排尿を済ませてもらう．上半身の衣類を脱いでもらい，穿刺のための体位を準備する．

2．必要物品を清潔区域の外から渡し，物品を準備する（看護師）

清潔区域でスキントレイを広げ，必要物品の準備をする．
表面麻酔薬の吸い上げをする．消毒用ポピドンヨード綿球を用意する（看護師は医師の介助をする）．

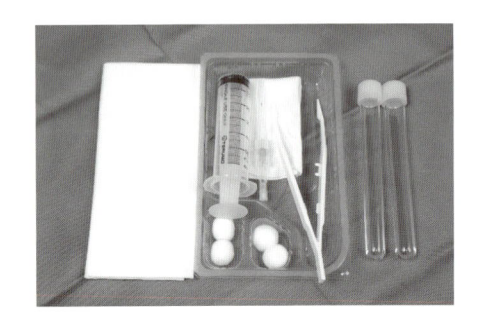

3．医師は穿刺部位を消毒し，滅菌穴あきシーツで覆う（医師）

4．局所麻酔を行う（医師）

5．穿刺針で腹腔を穿刺し，検査に出すための穿刺液を滅菌試験管に入れる．三方活栓に排液管を接続し，腹水を排液する

6．穿刺針を抜針後消毒し，ガーゼを当てて圧迫し，絆創膏で固定する

図Ⅶ－ⅱ－1

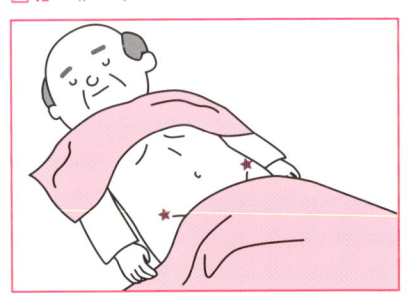

解剖生理の視点

Q・1　腹腔穿刺部位の解剖は？

　一般的には，左前上腸骨棘から行います．モンロー・リヒター線（左上前腸骨棘と臍を結ぶ線）の外側 1/3 の点がよく選ばれます．

図Ⅶ－ⅱ－2

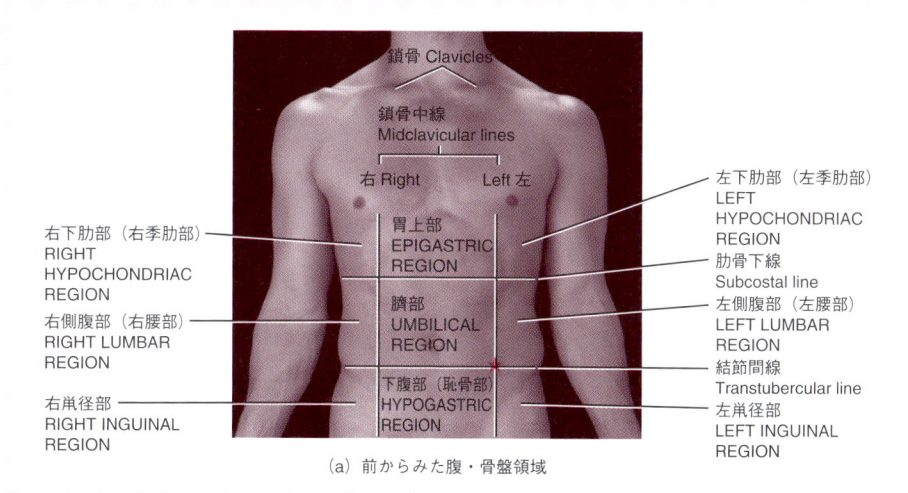

（a）前からみた腹・骨盤領域

【出典】「トートラ人体の構造と機能 第 4 版」P20 図 1.12

Q・2　腹腔穿刺の前に患者さんに排尿してもらうのはなぜでしょう？

　膀胱が腸管を圧迫することによる腸管の移動を避けるためです．

Q・3　穿刺中の患者さんで観察すべき点は？

　腹痛，気分不快，出血，血圧低下など．

Q・4　腹水の性状で観察すべきことは？

　胸水と同様に，腹水も漏出性腹水と滲出性腹水に分類されます．

表Ⅶ－ⅱ－1

	漏出液	滲出液
外　観	・透明 ・黄褐色	・混濁 ・血性，膿性，乳び性
比　重	< 1.015	> 1.018
タンパク濃度	< 2.5 g/dL	> 4.0 g/dL
血清・腹水アルブミン濃度差（SAAG）	> 1.1 g/dL	< 1.1 g/dL
Rivalta 反応*	陰性	陽性
腹水 LDH/ 血清 LDH 比	< 0.6	> 0.6
フィブリン析出	少	多
細胞成分	少	多（多核白血球，リンパ球）
原　因	・門脈圧亢進 ・血漿膠質浸透圧低下（低 Alb 血症） ・腎糸球体濾過量の減少 ・下大静脈圧亢進	・炎症や腫瘍による血管透過性の亢進

＊Rivalta 反応：酢酸添加により白色蛋白沈殿ができる反応．
【出典】医療情報科学研究所 編，「病気がみえる Vol.4，消化器 第 4 版」，メディックメディア P15

Q・5　排液量を測定する理由は？

　排液に伴う循環不全を予防するためです．排液量は 1,000 mL/h を超えないようにし，1 回の排液量は 1,000 〜 3,000 mL に留めるようにするのが標準的です．

腰椎穿刺

■ 必要物品の準備

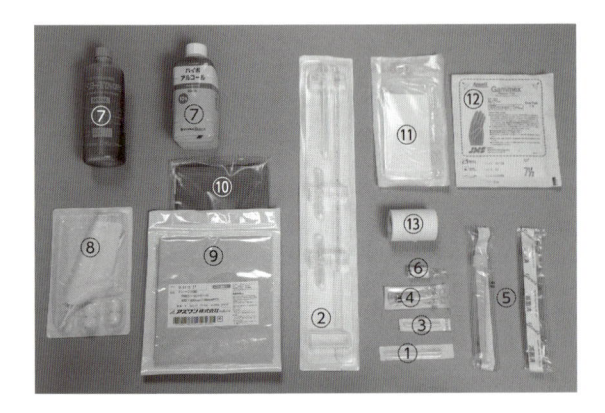

① カテラン針
② 腰椎穿刺針セット（腰椎穿刺針，三方活栓付きスパイナル針，液圧測定ガラス管含む）
③ 注射針　④ 注射器　5 mL　⑤ 滅菌試験管
⑥ 局所麻酔薬
⑦ 消毒薬（ポピドンヨード・ハイポアルコール液）
⑧ 消毒用キット　⑨ 滅菌穴あき覆布
⑩ 処置用シーツ　⑪ 滅菌ガーゼ
⑫ 滅菌・ディスポーザブル手袋　⑬ 固定テープ

■ 方法

1．患者に説明を行う

説明する理由は？
　侵襲性の高い検査であるため，安全に施行し患者さんの不安の軽減を図る．
　合併症発症時の嘔気・嘔吐による誤嚥予防のため，食後2時間は腰椎穿刺を行わない．

2．患者の準備をする

　患者さんに側臥位になってもらい背中を丸め，膝を抱えるような姿勢をとってもらう．背中がベッドに対して垂直になるようにする．

> 背中をしっかり丸めてください．

3．必要物品を準備する（看護師）

　清潔区域でスキントレイを広げ，必要物品の準備をする．
　表面麻酔薬の吸い上げ，消毒用ポピドンヨード綿球の用意をする（看護師は医師の介助をする）．

4．穿刺部位を確認し，消毒し，滅菌穴あきシーツで覆う（医師）

> これから針を刺す腰のあたりを消毒します．

5．局所麻酔を行う（医師）

> 皮膚の表面に麻酔薬を注射します．ちょっとチクっとします．

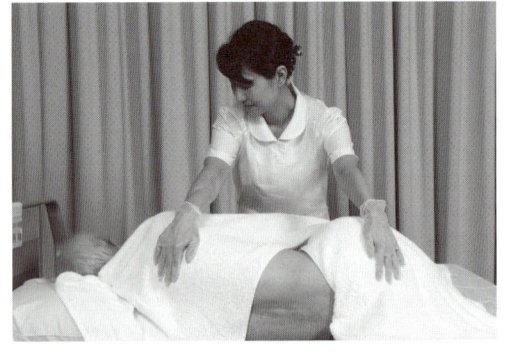

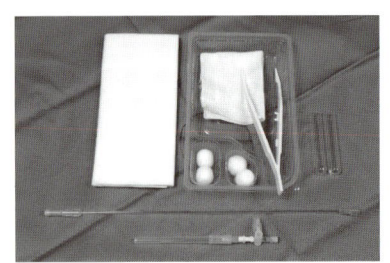

解剖生理の視点

Q・1　腰椎穿刺部位の解剖は？

　腰椎穿刺で最も避けなければいけない事故は脊髄損傷です．脊髄の下端は通常第2腰椎の高さにあるので，腰椎穿刺はこれより低い高さで行わなければなりません．脊髄の硬膜とクモ膜は仙椎まで続いていますが，仙椎に穿刺することはできません．左右の腸骨稜上縁を結んだ線（ヤコビー線）は，ほぼ第4腰椎の高さに相当するので，原則として，この線より下方（すなわち第4〜5腰椎間）で行います．

図Ⅶ-ⅲ-1

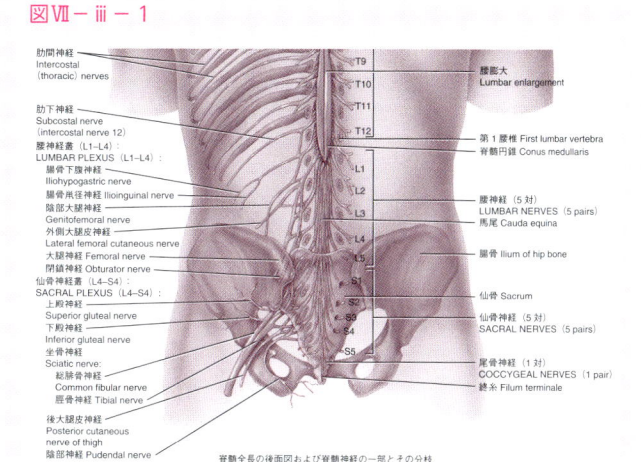

【出典】「トートラ人体の構造と機能 第4版」P500 図13.2

Q・2　患者さんに背中を丸めてもらうのはなぜでしょう？

　背中を丸めることで腰椎は前方が互いに近づき，後方は互いに広がるように動きます．棘突起や椎体の間が広がり，穿刺しやすくなるのです．

Q・3　穿刺中の患者さんで観察すべき点は？

　穿刺中に起こる合併症としては，脊髄・馬尾や神経（腰神経叢）の損傷，脳脊髄圧の低下が特に重要です．前者の代表的な症状として，腰部・下肢のしびれや疼痛，後者の代表的な症状として，頭痛・悪心があります．

気をつけよう　脊柱の損傷について

クエッケンシュテット試験（Queckenstedt test）

　頭蓋内の静脈とクモ膜下腔，それに脊柱管内のクモ膜下腔が正常に交通しているかどうかをみる試験です．頸静脈を両側同時に圧迫すると，正常では頭蓋内の静脈圧が上がった結果，髄液は頭蓋内のクモ膜下腔から脊柱管内のクモ膜下腔に移動します．この結果，腰髄の髄液圧は10秒以内に100 mm H_2O 以上上がり，圧迫を止めると，なめらかに元の圧に戻ります．頭蓋内の静脈や脊柱管の途中に閉塞があると，圧があまり上がらなかったり，圧迫を止めてもなかなか元の圧に戻らなかったりします（クエッケンシュテット現象陽性）．圧迫する前から髄液圧が高い時には，脳圧亢進を避けるために通常は行いません．

6. 穿刺針を刺入する（医師）

> 気分は悪くないですか？ 足先や太ももなどにしびれはありませんか？

7. 初圧を確認する（医師）

　患者さんが息を止めていると胸腔内圧が高まり髄液圧も上がってしまうため，自然に呼吸してもらう．

> 呼吸は楽にしてください．

8. 髄液を採取後，終圧を確認する（医師）

9. 穿刺針を抜針後消毒し，ガーゼを当てて圧迫し，絆創膏で固定する

10. 腰椎穿刺後は，枕を外し患者さんを約3～4時間安静臥床させる

　患者の状態，脳神経症状（悪心・嘔吐，頭痛，意識レベル，呼吸状態，バイタルサイン）の変化を観察する．

> 頭痛や吐き気などはありませんか？

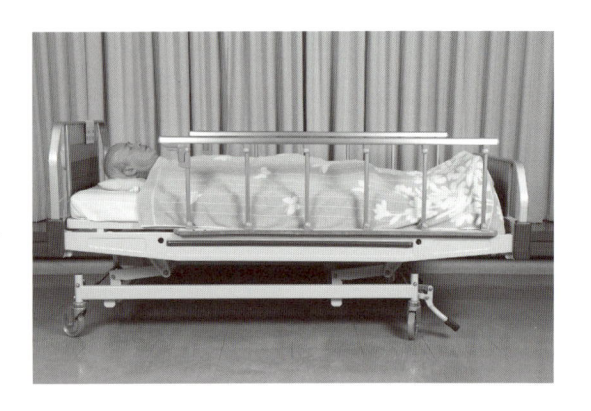

Q・4 髄液の性状で観察すべきは？

代表的な中枢神経感染症についてまとめました．表の髄液所見を参照してください．

表Ⅶ-ⅲ-1 中枢神経感染症における髄液所見

	正常値	急性化膿性髄膜炎	ウイルス性髄膜炎	結核性髄膜炎	真菌性髄膜炎	がん性髄膜炎	ヘルペス脳炎
初圧 (mmH$_2$O)	100 ± 50	200～600	100～300	200～600	200～600	性状～上昇	100～500
性状	水様，透明	膿様，混濁	水様，日光微塵	水様，キサントクロミー	水様，日光微塵	水様，混濁	日光微塵，ときに血性
細胞数	5以下，単核球	500以上，多形核球優位	100～300 単核球優位	30～500，単核球優位	30～500，単核球優位	0～300，単核球，異型細胞	50～200，単核球優位
タンパク (mg/dL)	30 ± 15	100～500	100以下	50～500	50～500	15～500	100以下
糖 (mg/dL)	55 ± 15	0～40	50～80	10～40	20～50	40以下	30～60

＊キサントクロミー：採取髄液か上清が黄色色調の場合は病的と考える．出血以外に重症横断時，髄液タンパク150 mg/dL以上．
＊クロール，LDH（乳酸脱水酵素），細胞診，細胞培養などが検査項目として頻出．
【出典】吉冨一恵，上硲俊法，「血液検査室の流れ：血球算定から骨髄像検査まで」近畿大医誌（2009）34：275-284．

気をつけよう　低髄圧症について

　腰椎穿刺によって脳脊髄液の量や圧が減少することで，頭痛が引き起こされる場合があります．この頭痛の特徴は，穿刺後数時間に座位や立位で頭を高くすると生じ，安静臥床しておくと予防できる体位性の頭痛（起立性頭痛）であることです．また，しばしば頸部痛や嘔吐を伴い，いったん起きてしまうと激しい頭痛がしばらく続くことになるため予防は大切です．

骨髄穿刺

■ **胸骨での穿刺の場合**
■ **必要物品の準備**

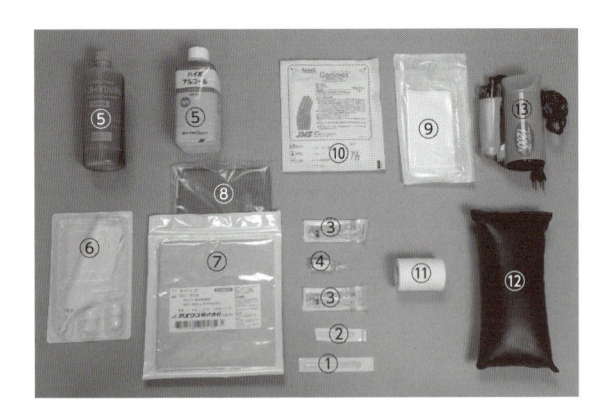

① カテラン針　② 注射針
③ 注射器　5mL　2本　④ 局所麻酔薬
⑤ 消毒薬（ポピドンヨード・ハイポアルコール液）
⑥ 消毒用キット　⑦ 滅菌穴あき覆布
⑧ 処置用シーツ　⑨ 滅菌ガーゼ
⑩ 滅菌・ディスポーザブル手袋　⑪ 固定テープ
⑫ 砂のう
⑬ 標本作成用具（スライドガラス，ドライヤーなど）

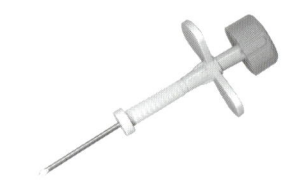

骨髄穿刺針
画像提供：株式会社タスク

■ **方法**

1. 患者の準備をする

　成人では仰臥位をとり胸骨を穿刺するか，腹臥位または側臥位をとり，腸骨に穿刺する．
　胸骨で行われる場合は，操作が顔の近くで行われるため，不安を抱かせないように，必要時患者さんの目を覆う．

図Ⅶ－iv－1

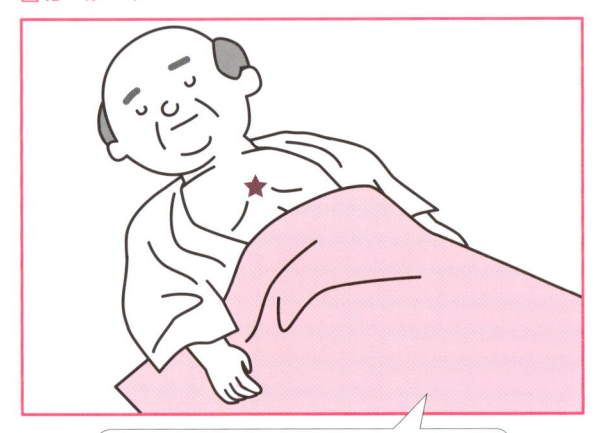

図Ⅶ－iv－2

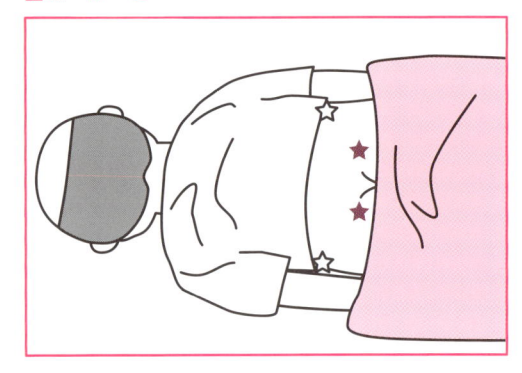

「皮膚の表面に麻酔薬を注射します．ちょっとチクっとします．」

解剖生理の視点

Q・1　骨髄穿刺の適応者は？

　血液疾患の多くは，貧血ならヘモグロビン濃度や赤血球指数，白血病は白血球数や白血球分類値の異常所見といったように，まず末梢の血液検査で診断されます．多くの造血器疾患では特徴的な骨髄所見が認められることが多く，染色体・遺伝子検査などが必要となってくる場合もあります．代表的な適応疾患を表に挙げます．

表Ⅶ－ⅳ－1　骨髄穿刺の適応

絶対的適応	鑑別診断に必要とされる場合
急性・慢性白血病（およびその経過）	不明熱
MIDS（骨髄異形成症候群）	血小板減少性紫斑病
悪性リンパ腫	不応性貧血
骨髄腫	巨赤芽球性貧血
原発性悪性組織球症の疑い	無顆粒球症
骨髄線維症	巨脾症
汎血球減少	アミロイドーシス
がんの骨転移の疑い	サルコイドーシス ヘモクロマトーシス　など

2. 必要物品を清潔区域の外から渡し，物品を準備する（看護師）

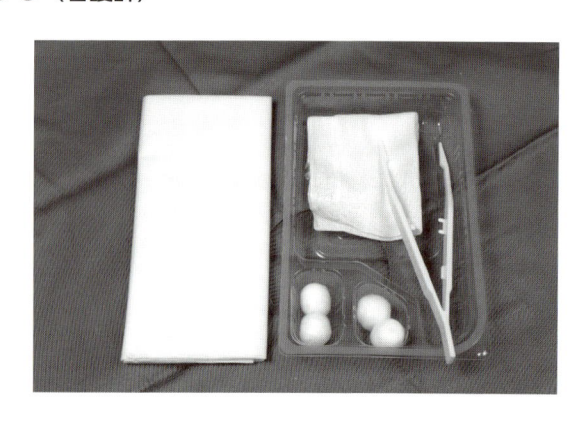

3. 穿刺部位を確認し，消毒し，滅菌穴あきシーツで覆う（医師）

4. 局所麻酔を行う（医師）

5. 穿刺針を刺入する（医師）

　穿刺中の顔色，脈拍，呼吸状態などを観察する．
　穿刺中は圧迫，痛みが生ずることもあるため，不安を軽減するために声をかける．

6. マンドリンを抜き，注射器を接続して骨髄組織を採取する

7. 穿刺針を抜き，ガーゼを当てて用手圧迫し止血する（医師）

　止血を確認したら，ガーゼと絆創膏で圧迫固定する．
　必要時，指示された時間（1時間）穿刺部位に砂のうをのせる．

参考文献：
[1] 石井範子，阿部テル子 編，「イラストでわかる基礎看護技術」，P236～243，日本看護協会出版会，2003.
[2] 滝澤 始ら 監修，「病気がみえる呼吸器」，P233，メディックメディア，2010.
[3] 福本陽平ら 監修，「病気がみえる消化器」，P15，メディックメディア，2010.
[4] 大岡良枝，大谷眞千子 編，「なぜ？がわかる看護技術レッスン」，P209～214，学習研究社，2006.
[5] 阿曽洋子，氏家幸子，井上智子，「基礎看護技術 第6版」，P102～104，医学書院，2005.
[6] 坂本すが，山元友子，井手尾千代美 監修，「決定版ビジュアル臨床看護技術」，P330～343，照林社，2011.
[7] 藤崎 郁，任 和子 編，「系統看護学講座 専門分野Ⅰ 基礎看護技術Ⅱ」，P460～461，医学書院，2011.

Q・2 骨髄穿刺部位の解剖は？

　骨髄穿刺を行うには，体表に近く，髄腔が広い骨が理想的です．実際には，胸骨と腸骨が主に用いられます．しかしながら，胸骨における穿刺部位である第2肋間の部位では，胸骨の厚さは1cmしかないため，出血や心タンポナーデといった重篤な合併症が古くから報告されています．このため，現在では骨髄穿刺は腸骨で行うのが原則で，胸骨からの穿刺は，腹臥位がとれない，腸骨に放射線照射がされている，高度の肥満があるなど，特別な理由がある場合に限って行われます．

図Ⅶ－ⅳ－3

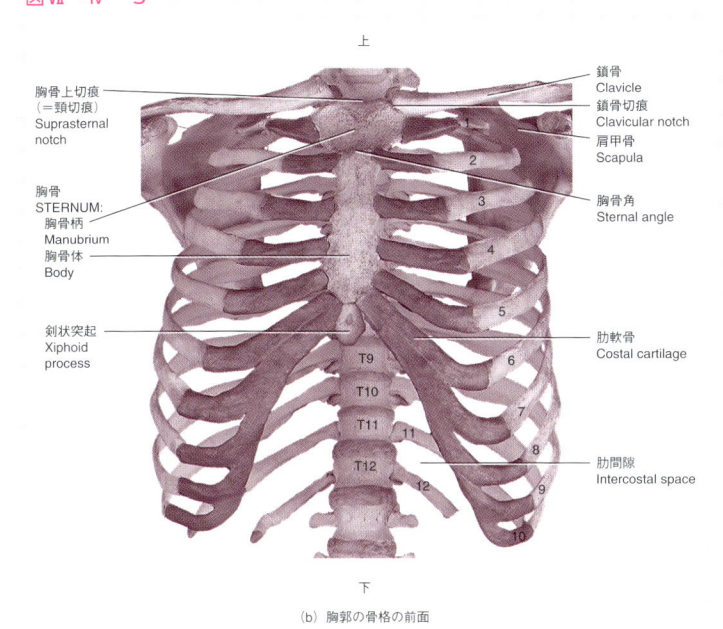

(b) 胸郭の骨格の前面

【出典】「トートラ人体の構造と機能 第4版」P248 図7.22

図Ⅶ－ⅳ－4

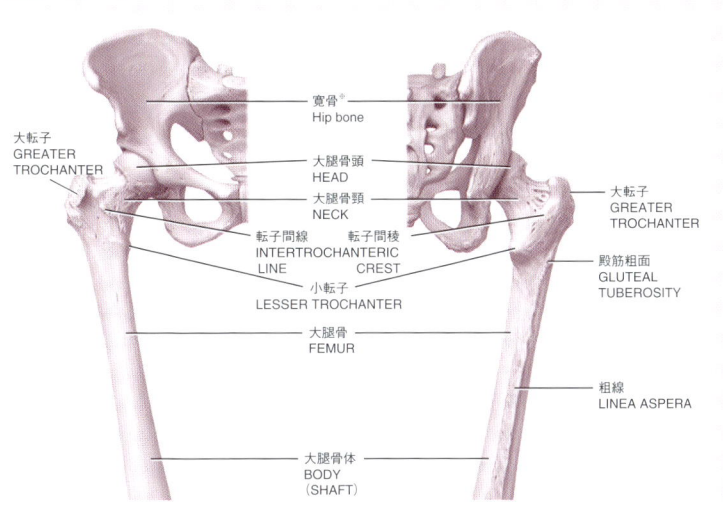

【出典】「トートラ人体の構造と機能 第4版」P276 図8.13

※寛骨とは腸骨，座骨，恥骨のこと．

【出典】桑木共之，黒澤美枝子，高橋研一，細谷安彦 共訳（Gerard j.tortora/Bryan derrickson），「トートラ人体の構造と機能 第4版」丸善出版，2012．

索引

あ
悪性リンパ腫　149
握雪音　127
圧迫　47, 55, 79
圧迫固定　150
圧迫止血　46, 55
アナフィラキシー　107, 139
アミロイドーシス　149
アルカリ尿　79
アレルギー反応　107, 139

い
萎縮膀胱　77
イリゲーター　70, 90
胃瘻栄養法（PEG）　67
陰圧　127
インスリン　29
陰性者　25
陰転化　25

う
ウイルス性髄膜炎　147
ウーンドドレナージシステム　128

え
エアリーク　127
腋窩　35
腋窩神経　29, 35
腋窩中線上　129, 141
腋窩動脈　103, 111
S状結腸　87
エラスチン（弾性繊維）　18

お
嘔吐反射　69
悪心・嘔吐　125

か
外肛門括約筋　11
外側前腕皮神経　133
潰瘍　5, 68
過換気　125
角化細胞　18
喀痰　125
喀痰排出力　121
下行結腸下部　85
下大静脈（中・下直腸静脈）　9
カテーテル　59, 60, 61, 62, 74, 75, 76, 77, 80, 81
　——の固定　78, 79
　——の抜去　82, 83
過敏症　107, 139
下腹壁静脈　29
間歇的注入　40
間欠の輸液用アダプター　40
がん性髄膜炎　147

き
気管支拡張剤　125
気管支痙攣　125
気管切開　121
気管内挿管　121
気管分岐部　121
気胸　63, 65, 127, 129
キサントクロミー　147
気道内分泌物　121
気道粘膜　121
気泡　127
気泡音　68, 71
吸引圧　121
吸引時間　123
吸収経路　5, 9, 19, 13, 15, 55
急性化膿性髄膜炎　147
急速静注　49
吸入気酸素濃度　116, 117
仰臥位　60, 148
凝血塊　129
胸腔ドレナージ　129
胸腔ドレン　129

きょう
胸水　129, 141
胸水貯留　141
偽陽性　25
胸膜炎　141
胸膜腔　141
局所麻酔　62, 140, 142, 144, 150
棘突起　145
巨赤芽球性貧血　149
去痰剤　125
起立性頭痛　145
起立性低血圧　7
禁忌　67, 91

く
空気塞栓　49
クエッケンシュテットテスト　145
駆血帯　43, 44, 49, 50, 51, 52, 132, 135, 137
屈側　35
クラークの点　34
クランプ　90
グリセリン液　84, 85
グリセリン浣腸　84
クレンメ　48, 52, 54, 94

け
経管栄養（経腸栄養）　59, 67
経腸栄養剤　59, 71
経鼻胃管栄養法　67
経表皮経路　13
経付属器官経路　13
経瘻孔法（胃瘻法、腸瘻法）　67
結核菌　21
結核性髄膜炎　147
血管痛　59
血管平滑筋　7
血管迷走神経反応（VVR）　139
血胸　65

血小板減少性紫斑病　149
血栓性静脈炎　59
結露　104
剣状突起　69
原発性悪性組織球症　149
肩峰　28, 29, 34

こ
高圧浣腸　90
後腋窩線上　141
高カロリー輸液　59
交感神経刺激症状　125
抗凝固剤　136
口腔内吸引　123
抗コリン薬　81
膠質浸透圧　141
高濃度・高浸透圧　59
興奮　125
肛門括約筋　11
肛門管　11
肛門柱　11
絞扼反射（催吐反射）　69
誤嚥　69
呼吸筋麻痺　121
呼吸性移動　127
骨髄腫　149
骨髄所見　149
骨髄線維症　149
骨盤高位（トレンデレンブルグ体位）　60
ゴムアレルギー　107, 139
コラーゲン（膠原線維）　18

さ
採血　130
細胞外液　23
臍傍静脈　29
鎖骨下静脈　60, 61, 63
鎖骨下静脈穿刺　60
坐薬　8, 9, 10, 11
サルコイドーシス　149

三角筋上層部　28
三角筋前半部　28, 35
酸素加湿器　118
酸素濃度　116
酸素流量　116, 117, 118
酸素流量計　118
残便感　11
三方活栓　70, 142

し
耳介　69
止血　46, 47, 55
自己血　127
自己注射　29
自己導尿　77
刺入　18, 23, 27, 33, 44, 50, 59, 61, 131, 134
刺入部位　23, 29, 33, 43, 55
しびれ　31, 37, 44, 45, 53, 125, 134, 135, 145, 146
四分三分法　34
尺側皮静脈　29, 43, 49, 51, 133
尺骨神経　29, 45, 51, 135
尺骨神経麻痺　135
重層扁平上皮　2
出血　129, 131
手背　51
手背静脈　50
潤滑油　74, 75, 76, 84, 92
循環不全　49, 143
上咽頭　123
消化態栄養剤　73
常在菌　77
上大静脈　61
上半身挙上　69, 70
静脈注射部位　43
静脈閉塞　59
上腕回旋動脈　29
上腕骨頭中央部　28

上腕三頭筋　29
上腕伸側部　28
上腕動脈　29, 135
初回代謝　2, 3, 5, 7, 9
食物残渣　121
徐放剤　7
自律神経失調　139
腎盂腎炎　75
真菌性髄膜炎　147
真空採血管　130
侵襲性　144
滲出性胸水　141
親水性軟膏　12
伸側　35
真皮　18
深部体温　85

す
髄液圧　145
髄液タンパク　147
水封（ウオーターシール）　126, 127
水溶性軟膏　12
頭痛　125, 147
スリーブ　130, 131

せ
清拭　78, 88
精製ツベルクリン　20, 21
正中神経　29, 45, 135
正中神経麻痺　135
正中皮静脈　50
成分栄養剤　71
生理食塩水　125
咳き込み　69
舌下錠　6, 7, 8, 9
仙骨神経叢　37
穿刺　62, 63, 140, 142, 144, 148
穿刺針　62, 140
蠕動　71
喘鳴（またはぜいめい）　123

線毛運動 119
前腕屈側 23

そ
総頸動脈 63, 111, 113
造血器疾患 149
走行確認 44, 134, 135
側臥位 144, 148
足背 51
足背静脈 50

た
大循環系（体循環） 2, 3, 9
大腿四頭筋外側広筋 28, 29, 37
大腿四頭筋拘縮症（大腿四頭筋短縮症） 37
大腿静脈 37, 61, 63
大腿動脈 37, 63, 103, 111
第2・3肋間鎖骨中央線上 141
大伏在静脈 37
体壁系 2
第6・8肋間中腋窩線上 141
痰 119, 120, 122
タンデム法 41

ち
チアノーゼ 69
肘窩 135
中心静脈 61
中心静脈栄養法 58, 59
中枢神経感染症 147
肘正中皮静脈 43, 49, 51, 135
中殿筋 34, 35
肘頭 28, 29
注入速度 53
肘部 51
肘部伸側 135
腸骨前上棘 34
貼付 12, 13
腸閉塞 67

腸溶剤 7
鎮痛鎮痙薬 81

つ
椎体 145
ツベルクリン反応（ツ反） 23, 25

て
低圧持続吸引 126
低温熱傷（低温やけど） 99, 101
低酸素状態 119
低髄圧症 147
低髄圧性頭痛 147
定量輸液セット 41
滴下数の調整（計算式） 53
滴下速度 53
点眼薬 14, 15
電撃痛 31, 135
点滴（点滴静脈注射） 41
点滴所要時間の計算 53
転倒混和 136, 137
天然濃厚流動食 73
点鼻薬 16, 17
殿部 8, 36, 86

と
動悸 125
橈骨神経 29, 35, 51
橈骨神経浅枝 35, 133
橈骨動脈 135
橈側皮静脈 29, 133, 135
等張性 27
疼痛緩和 103
動脈血ガス分析 117
動脈血酸素分圧（PaO_2） 117
動脈血酸素飽和度（SpO_2） 119
動脈注射 18
透明ドレッシング剤 64
特発性慢性鼻炎患者 125
塗擦・塗布 12, 13

ドレン 126, 127, 129
ドレン鉗子 126

な
内頸静脈 61
内頸静脈穿刺 61
内肛門括約筋 11
内側前腕皮神経 29, 133
軟膏 12

に
ニトログリセリン 6, 7
乳び胸 129
尿失禁 77
尿性状 79
尿道括約筋 75
尿道損傷 81
尿道皮ふろう 79
尿閉 77
尿漏れ 81
尿路感染 75, 77
尿路感染症 75, 79, 81

ぬ
抜き刺し 40

ね
熱伝導性 105
ネブライザー 124, 125
粘稠性 119
捻髪音 127

の
膿胸 129
脳血管 49

は
排液 127, 129, 142, 143
排液管 142
肺血管 49
肺循環系（小循環系） 2, 5
肺尖部 129
バイタルサイン 6, 146
排尿バック 80, 82
排便促進 11

白血球数（WBC） 79
馬尾 145
刃面角度 19, 21, 27, 33, 43, 49
バルン 78, 81
汎血球減少 149
瘢痕化 37
半消化態栄養剤 73
反応便 11

ひ
皮下気腫 127
皮下脂肪 18
皮下組織 18, 21, 23, 27, 135
皮下注射 19, 26, 27, 35
ピギーバック法 41
鼻腔 15
非結核性抗酸菌症（MAC） 25
皮静脈 18
皮神経 18, 45, 51, 133
左前上腸骨棘 143
皮内反応の判定 24
皮内注射 20
非粘稠性 27
皮膚・表皮 18
氷頸 112
氷嚢 108
頻脈 125

ふ
不応性貧血 149
腹臥位 148
腹腔 29
腹腔内感染（腹膜炎） 29
副交感神経系 139
伏在神経 37
腹部前面 29
腹壁前面 28

プレショック状態 49
噴門部 69

へ
ペアン 84, 90, 94
米国胸部学会COPDガイドライン 117
ヘパリンロック 40
ヘモクロマトーシス 149
ヘルペス脳炎 147

ほ
膀胱炎 75
膀胱結石 81
膀胱収縮 81
膀胱留置カテーテル 75, 77, 79
放散痛 31, 135
膨潤化 85
発赤 24, 25, 139
ホッホシュテッターの部位 34

ま
マキシマルバリアプリコーション（高度無菌遮断予防策） 60
マッサージ 23, 31, 38, 39, 47, 55
末梢静脈 40

み
ミルキング 129

む
無顆粒球症 149
無菌的操作 60
無抑制収縮 81

め
滅菌穴あきシーツ 62
滅菌蒸留水 127
免疫反応（Ⅳ型アレルギー） 21, 23, 25

も
毛細血管 23
門脈系（上直腸静脈） 2, 3
モンロー・リヒター線 143

や
夜間頻尿 77
ヤコビー線 145

ゆ
輸液 59
輸液ポンプ 41
油脂性軟膏 12

よ
溶血 131, 137
腰神経叢 37, 145
陽性（偽陽性） 25
腰椎穿刺 144
Ⅳ型アレルギー反応（遅延型） 21, 23, 25

り
リンパ管 23, 27

れ
冷罨法 105, 111

ろ
漏出性胸水 141
漏出性腹水 143
肋間神経 141
肋間動静脈 141

わ
腕神経叢 35, 45, 63

欧文
MDS（骨髄異形成症候群） 149
RB（reguler bevel） 27, 33, 43
SB（short bevel） 27, 43, 49
Tinelサイン 135

写真撮影 吉澤拓広　　デザイン・イラスト 斉藤綾一　イラスト 石井聡子

看護で役立つ　診療に伴う技術と解剖生理	
	平成26年5月15日　発　行

著作者	石　塚　睦　子
	林　　　省　吾
	山　内　麻　江
	伊　藤　正　裕

発行者　池　田　和　博

発行所　丸善出版株式会社
〒101-0051 東京都千代田区神田神保町二丁目17番
編集：電話(03)3512-3261／FAX(03)3512-3272
営業：電話(03)3512-3256／FAX(03)3512-3270
http://pub.maruzen.co.jp/

© Mutsuko Ishizuka, Shogo Hayashi, Asae Yamauchi, Masahiro Itoh, 2014

組版印刷・株式会社 日本制作センター／製本・株式会社 星共社

ISBN 978-4-621-08744-2　C 3047　　　　Printed in Japan

本書の無断複写は著作権法上での例外を除き禁じられています．